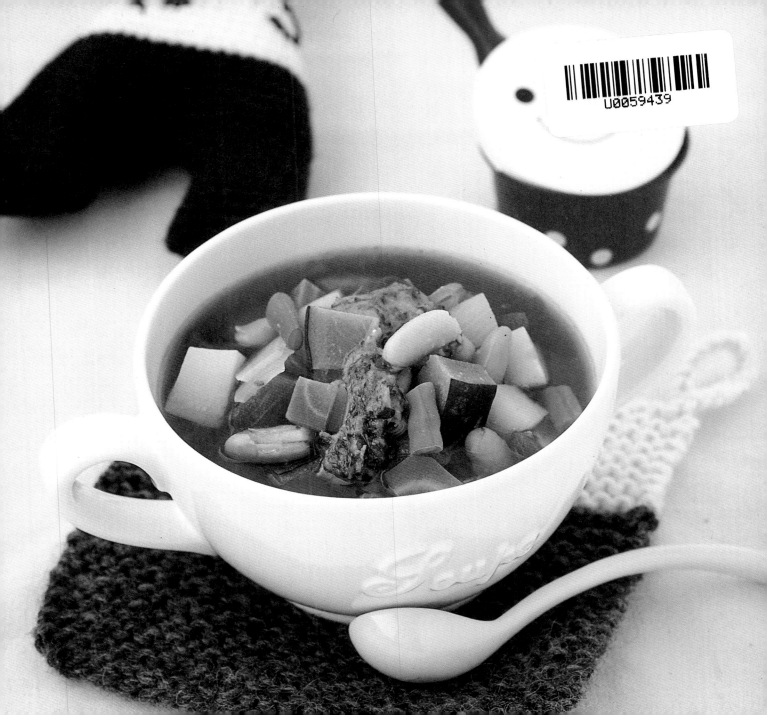

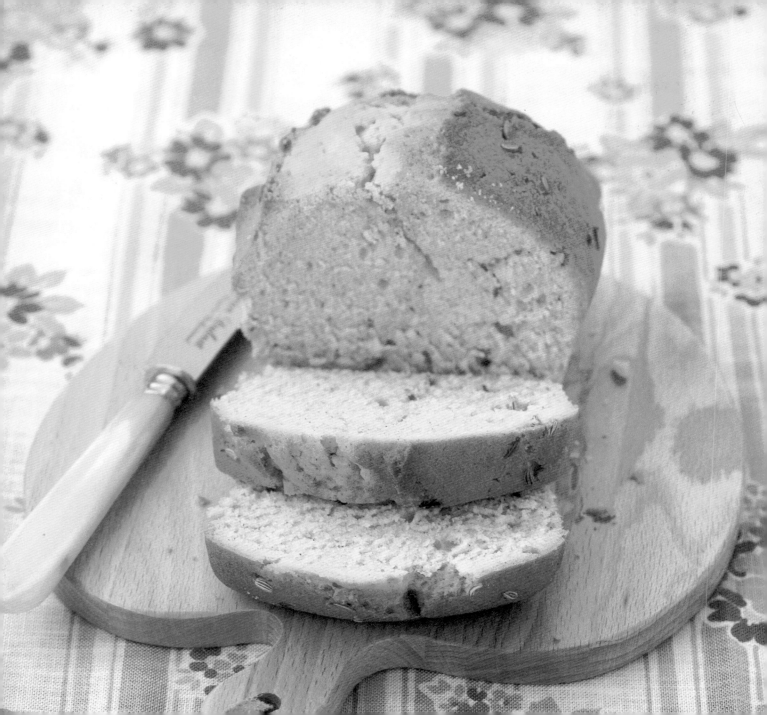

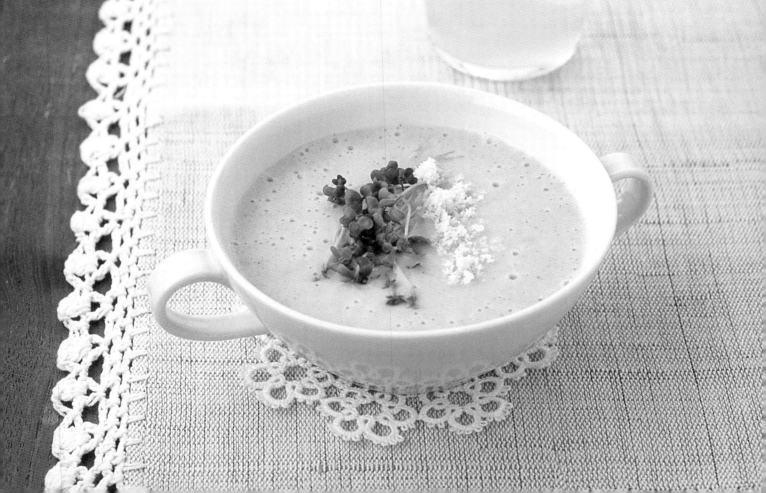

毒出しジュース&スープダイエット

健康腸道的排毒食方

❋ 序 ❋

身為大腸內視鏡檢查的專科醫生，截至目前已為2萬名以上的患者進行過大腸診療。

隨著慢性便秘患者的增加，最近診斷出為大腸癌患者的比例也升高許多。根據2004年的調查統計顯示，女性因癌症死亡的病因排行第一位即為大腸癌。從日本的國民生活基礎調查中更發現，有便秘問題的人多達800～1000萬人；特別是在男女性別比較上，年齡層在二十歲到四十幾歲的女性便秘人數更居高不下。腸內環境的惡化，可視為是一種反應體內老廢物質（毒素）容易累積的現象。

因此，我從「防風通聖散」，一種八百年前以解毒功效為前提而調製的漢方藥中得到靈感，設計了一套以薄荷為食材之一的「排毒飲品」食譜。將這類果汁介紹給便秘患者服用之後，患者們紛紛回應以「便秘治好了」、「身體的浮腫現象消除了」、「自然而然的瘦下來了」等等令人驚喜的結果。

在本書中，我以上述的食譜為基礎，並為了提升體內排毒效果，加入了礦泉水（硬水），以其中鎂的力量強化腸道功能運作。其相關內容刊載在「最新版‧排毒飲品」章節之中。

另外，我也提出了許多以腸道為主的體內淨化方法，如「纖維排毒飲品」及「地中海式排毒湯」等食譜也都會陸續在本書中介紹到。

讀過本書之後，如能讓久未治癒的便秘現象得到改善，身體浮腫情形獲得消解，使您的體態更加窈窕美麗而健康，那就是身兼提倡及指導修訂的敝人之無上榮幸與喜悅。

2005年9月

日本松生診療院院長　松生恒夫

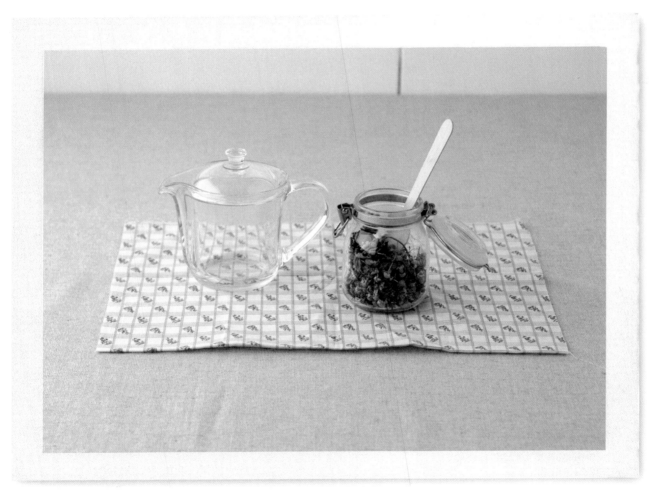

排毒果汁&湯類瘦身減重法

目錄 | CONTENTS

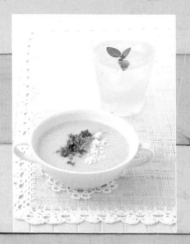

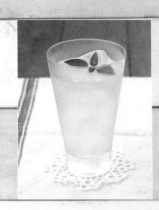

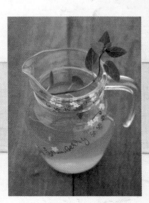

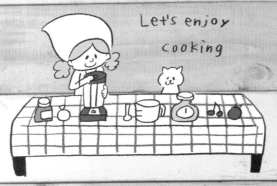

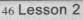

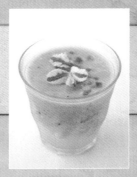

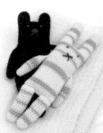
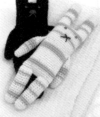
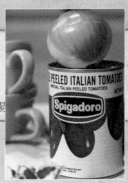
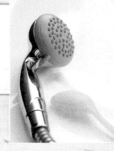
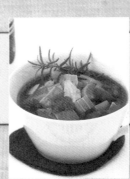

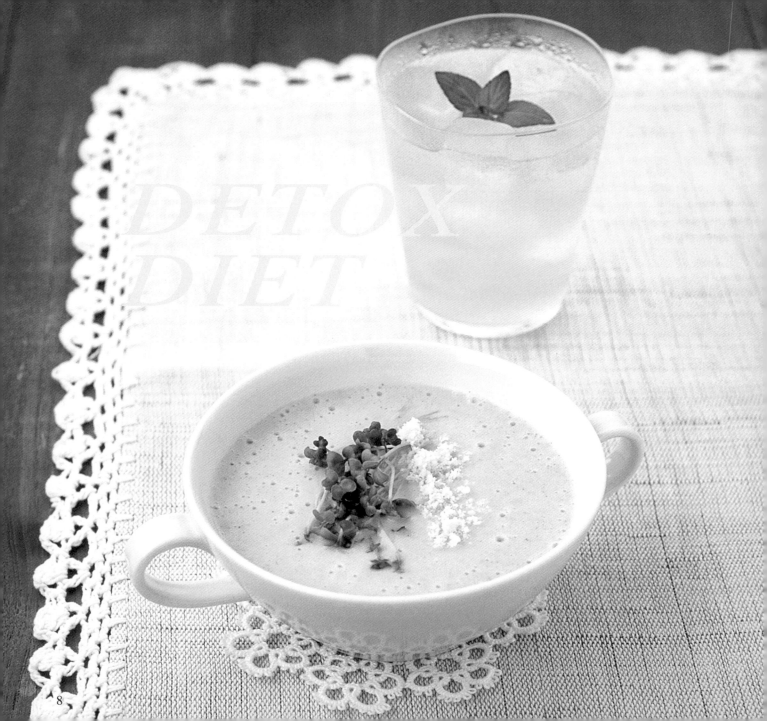

值得推薦的美麗瘦身法

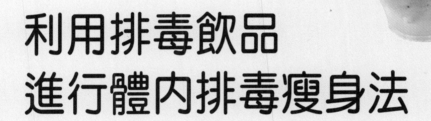

利用排毒飲品
進行體內排毒瘦身法

從外表開始脱胎換骨的「體內排毒」

....

如果腸道機能狀況變差,身體就會出現各種的毛病!

原本人體具有排出糞便、尿液、汗水等對身體無用之廢物的功能。然而,由於不規律的生活、壓力、抑或節食等種種原因,導致腸道機能狀況低下,排泄功能變差的人正逐漸增加中。

若是腸道機能性變弱,產生持續性便秘的話,體內的毒素不但無法排出體外,同時還會在體內形成新的毒素。這些在體內形成的毒素,經過血管的再吸收後運至全身,導致全身血液以及淋巴循環的滯留阻礙。這樣的結果會使得全身代謝功能惡化,身體變得臃腫難以消瘦。

加上在體內累積的毒素會引發像是臉上面皰痘痘、肌膚粗糙狀況不佳、頭痛、肩膀僵硬等各種毛病。另外,累積在腸內的老舊廢物產生了有毒氣體,因此還會發生脹氣現象,讓肚子變得鼓鼓的,對體型有不良的影響。

....

如何解除「腸功能停滯」的問題是「體內排毒」的要點

只要能促進順暢的排泄,就可以有效解決「腸功能停滯」的問題。

所謂的「腸功能停滯」是指腸的消化、吸收、排泄等基本功能變差。如果有了「腸功能停滯」的狀況,體內細胞之間便會停滯多餘的水分,使身體變得浮腫。因此將這個問題解決,把糞便、尿液、汗水這類毒素排出體外,使身體變美麗變健康的觀念,就稱為「體內排毒」。

「體內排毒」的發想源自於「排毒飲品」。這是一種以解毒效果高的薄荷葉為主，加上生薑或是檸檬，奧利多寡糖以及礦泉水（硬水）之後產生強力排毒功能的飲料。此飲品的靈感是來自中國一種叫做「防風通聖散」的漢方藥，「防風通聖散」具有輕微拉肚子效果的解毒效能，也可稱為是幫助排出糞便、尿液、汗水以及體內多餘水分的一種瘦身藥。這個漢方藥的成分中就含有薄荷和生薑，而「排毒飲品」比「防風通聖散」容易取得，是一種簡單做成，更容易攝取的飲料。

吃的美味又能減重的理想瘦身法

在本書中所提到的「纖維素體內排毒」，則是利用可促進排便的食物纖維來排出體內有害物質，培養出易瘦不易胖的體質。

以食用「地中海式湯」為例，可攝取到對健康糞便必須的脂肪質－橄欖油。橄欖油是在通便的同時，少量使用也可以緩和空腹感，故為瘦身中的最佳食品。而且喝這種湯不但可以攝取橄欖油，還可以吃到富含食物纖維及豐富維他命的大量蔬菜，也就是說，這是一種吃的美味又能減重的理想瘦身法。

如此一來，用排毒的方法，可以完全消除掉一直令人煩惱的身體浮腫或圓鼓下腹的問題，也就自然而然地脫胎換骨成纖瘦體態。

DETOX DIET

由內到外都健康美麗

五種體內
排毒法的美容效果

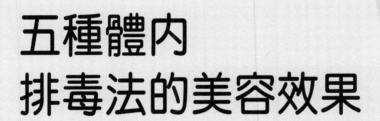

Detox's ⑤ effects

解除身體浮腫及大腹便便問題，調養成輕盈體質

所謂把到現在為止都積存在體內的毒素排出，使體內舒暢的美麗瘦身法，就是現在最受到矚目的體內排毒。

雖然是簡單的發想，卻能夠消除便秘、身體浮腫、肌膚粗糙狀況不佳等惱人症狀，更有許多美容效果。

即使是一直無法瘦得自然美麗的人，使用這種體內排毒法一定可以改善現在的症狀。

Clean your body

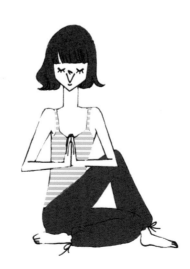

排毒效果
1

消除身體浮腫、
變成纖瘦好身材

毒素排出之後，新陳代謝的情況
便能得到驚人的改善，身體能夠
順利燃燒脂肪或排出多餘水分，
原本難以瘦身的肥胖體質也變得
容易瘦下來。

排毒效果
2

讓肌膚變得
跟新生寶寶一般細緻光滑

體內毒素被排出之後，內臟得以
正常運作使得代謝也變得良好，
因此肌膚的老舊角質脫落，肌膚
的良好狀態自然一目了然。

排毒效果 3
心靈的排毒，
讓內在也跟著美麗起來

壓力影響自律神經功能其實也是造成便秘、肌膚粗糙的原因之一。心靈上的排毒幫助捨棄一切不良影響，呵護自己就要從內在做起。

排毒效果 4
改善慢性
肩膀僵硬現象及畏寒症

體內排毒可以促進血液循環，進而改善肩膀僵硬、腰痛以及畏寒症。如此一來，身體每一天自然就能保持輕鬆暢快的良好狀態。

排毒效果 5
提高免疫力，
具有抗老化效果

整腸與全身的健康有密切關係。腸道狀況改善可使免疫力提升並防止細胞老化，讓我們何時何地都能保持健康美麗的體態。

體內排毒的好處
不必勉強自己就能簡單瘦身的好方法，當然能夠持續以恆

體內排毒是稍微改變日常飲食及生活習慣的簡單瘦身方法。調整原本紊亂的飲食生活可解除便秘，聽喜愛的音樂能消除壓力，輕鬆看待一切習以為常的事物，讓身心都能獲得重生並恢復其美好狀態。

這種瘦身法不會讓你感到飲食受限的壓力。以精心準備的美味飲食令體內排毒的過程沒有不自在的壓力，這一點是十分重要的。

某些時候，就讓自己什麼都不想稍作休息。可以使用芳香療法享受自然的香氣，或是試試看泡個久一點的澡，過著悠閒而簡單的生活就是讓你無時無刻都能保持美麗的秘訣。

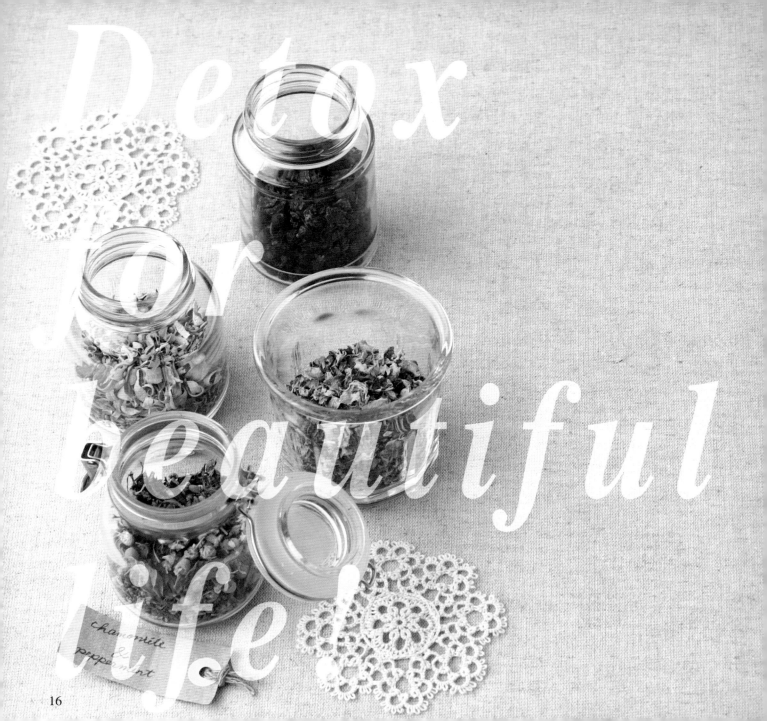

Detox for beautiful life!

chamomile & peppermint

16

果汁 & 湯類的排毒減重
美麗瘦身的四門課

將累積在體內的毒素全部排出，重新調整身心的方法就是體內排毒。

用排毒果汁及湯類幫助腸道淨化，消除令你擔憂的不佳身體狀況，

就能自然而然變成纖瘦的體質，同時可消除心靈上的疲勞，讓身心都重獲健康。

不必擔心回到不良的狀態，現在就把握這個美麗瘦身的機會吧！

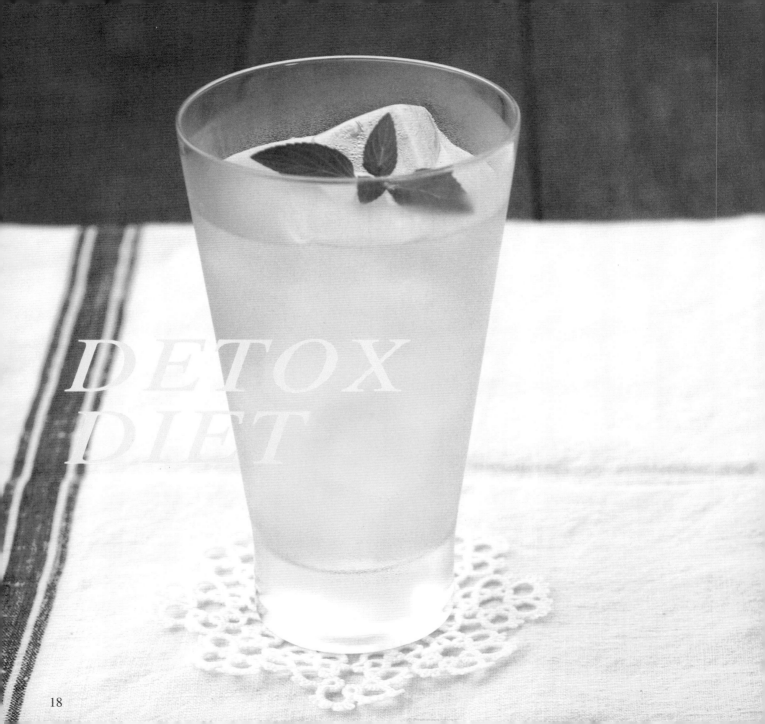

DETOX
DIET

強力解毒作用的完全還原解析

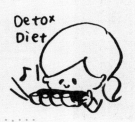

最新版排毒飲品介紹

公開具有強力解毒效果,最新版的排毒飲品!

把體內老舊廢物完全根除,

讓月亮臉、大象腿、小腹婆的現象明顯獲得解除。

使身體不再積存毒素,朝著水噹噹的窈窕身材前進吧!

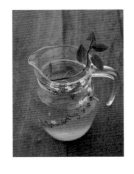

簡單！完全手工！最新版！

基本果汁的製作方法

簡單又隨手可得！現在馬上就可以變成纖瘦體質！
這就是「排毒飲品瘦身法」。我們趕緊從今天就開始吧！

Detox juice recipe

最新 排毒飲品

一茶杯熱量 9 kcal

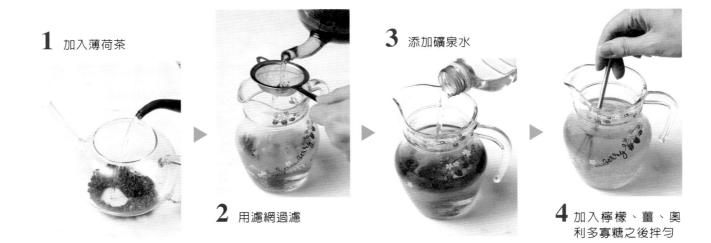

1 加入薄荷茶

2 用濾網過濾

3 添加礦泉水

4 加入檸檬、薑、奧
利多寡糖之後拌勻

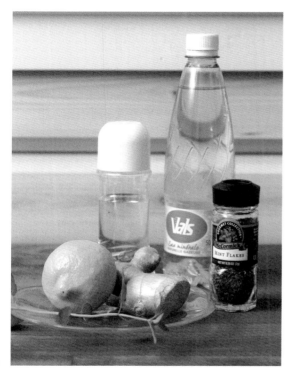

材料（500ml的份量）

乾燥薄荷葉...1小匙
熱水...400ml
礦泉水（硬水）..100ml
檸檬汁...2大匙
薑（塊狀）...............................切成1～2cm的厚片
奧利多寡糖...適量

做法：

1. 將乾燥薄荷葉放入一容器中並加入400ml的熱水，泡製成薄荷茶。

2. 用濾網把薄荷茶過濾到另一容器（如保存容器）中。

3. 加入100ml礦泉水（硬水），使其全部容量總共是500ml。

4. 加入檸檬汁、薑一片、奧利多寡糖之後充分攪拌均勻即成。

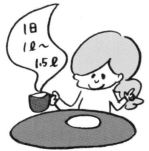

＊飲用方法

想喝的時候就喝，可以代替水作為日常飲料，一天的目標飲用量約為1公升～1.5公升。

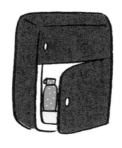

＊保存方法

保存於冰箱中，一次做好的份量於兩天內喝完。

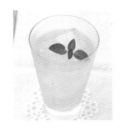

有關於排毒飲品的知識

排出積存太久的老舊廢物，讓腸道煥然一新！
讓我們來探索這個喝了就可以變美麗的排毒飲品和它的解毒作用吧！

（薄荷葉）

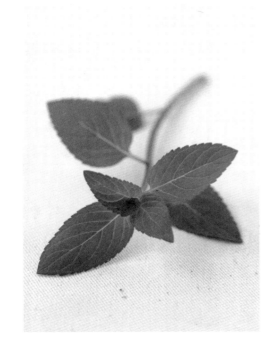

強力的解毒作用讓體內清爽舒適

薄荷清爽的香氣與味道深受眾人喜愛，而用在防風痛聖散當中的薄荷葉更是具有良好的解毒作用。

薄荷葉可以刺激腸道將體內積存已久的廢氣排出，讓造成大腹便便的脹氣情況消失。它還具有健胃作用，可以改善食慾不振及消化不良等症狀。

成分當中的薄荷腦含有清涼感的芬香，能讓身體放鬆，恢復活力，促進新陳代謝來幫助燃燒脂肪，並可有改善畏寒症的效果。

Peppermint

成分
薄荷腦、薄荷多酚

功效
促進消化、利發汗、利尿、具鎮靜及殺菌效果等

（各種薄荷葉）

茶葉

可以在自然食品店或是藥房中買到。隨著產地與品種的不同，其色澤及風味也會有所差異，可選擇自己喜愛的味道。與乾燥薄荷葉一樣可以釋放出高濃度的薄荷成分，效果也好。

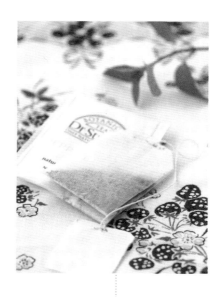

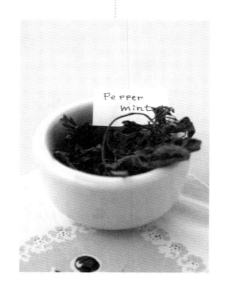

乾燥薄荷葉

歸在香料類的乾燥薄荷葉也很容易在超市等地方買得到。排毒飲品使用的就是乾燥薄荷葉，比薄荷茶包釋放出更高濃度的薄荷成分，故在使用上建議選用乾燥薄荷葉。

茶包

容易在超市等地方買得到。可以方便簡單的作成薄荷茶，不過建議最好選用含100%薄荷葉成分的茶包。

Lemon

成分
維他命C、檸檬油精、苦味、礦物質

功效
美肌、消除浮腫、具有利尿及抗氧化作用

豐富的維他命C讓肌膚光滑有彈性，其苦味則能幫助毒素排出。

檸檬以富含維他命C著稱，然而它還含有多種具有排毒效果的成分。比如檸檬油精能促進血液循環，改善體態浮腫；苦味成分幫助排出積蓄在腸道中的毒素；另外，清爽宜人的柑橘系香氣能夠安撫疲憊心靈，達到最舒適的效果。

※在製作排毒飲品的時候，可以用市售的檸檬汁代替

（ 檸檬 ）

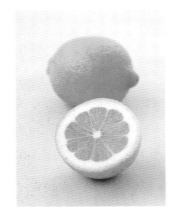

Ginger

成分
薑油、薑黃、桉樹腦

功效
發汗、利尿、消除浮腫及便秘等

順利排出毒素，提高新陳代謝效果

在漢方藥中也常用到的薑，可以提高暖和身體的效果，也能提升血液循環、新陳代謝，促進尿液及汗水的排出，讓毒素沒有機會積存在體內，身體自然而然變成容易瘦下來的體質。且因為能活化腸道運作，當然可以提高消化吸收並消除便秘，在體內排毒中是不可或缺的主角之一。

（ 薑 ）

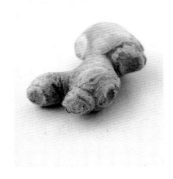

（奧利多寡糖）

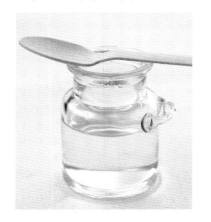

整腸效果提升，轉變為易瘦體質

奧利多寡糖到了腸道內，可誘發在腸內的善玉菌的活動，發揮改善腸道環境的功能，除了可以幫助腸道正常運作，奧利多寡糖也有助於防止毒素累積、排出老廢毒素。雖然或許會擔心卡路里太高，但實際上便秘跟脹氣使得腸內環境變差，功能減弱，攝取奧利多寡糖反而可以幫助打掃腸道，進而達到瘦身效果。

Oligo-tou

成分

由於奧利多寡糖是從各種成分當中提煉而成，故含有多種成分種類，均有整腸作用

功效

整腸作用、消除便秘等

（ 礦泉水 ）

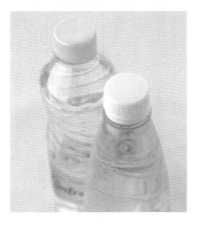

硬水中的鎂可促進排便，
改善腸道運作

創造美麗體態的重要元素就是水，當中又以礦泉水所含的礦物質最為豐富，可以刺激腸道，排出多於水分及廢物，特別是成分當中所含的鎂可增加腸中水分以促進排便，改善腸道運作功能。礦泉水如果加到排毒果汁當中，可以消除礦泉水略難飲用的口感，變得好喝入口，同時也可提高體內排毒的效果。

Mineral Water

成分

鎂、鈣、硫磺、鉀、鈉

功效

利尿、消除浮腫及便秘、緩和壓力等

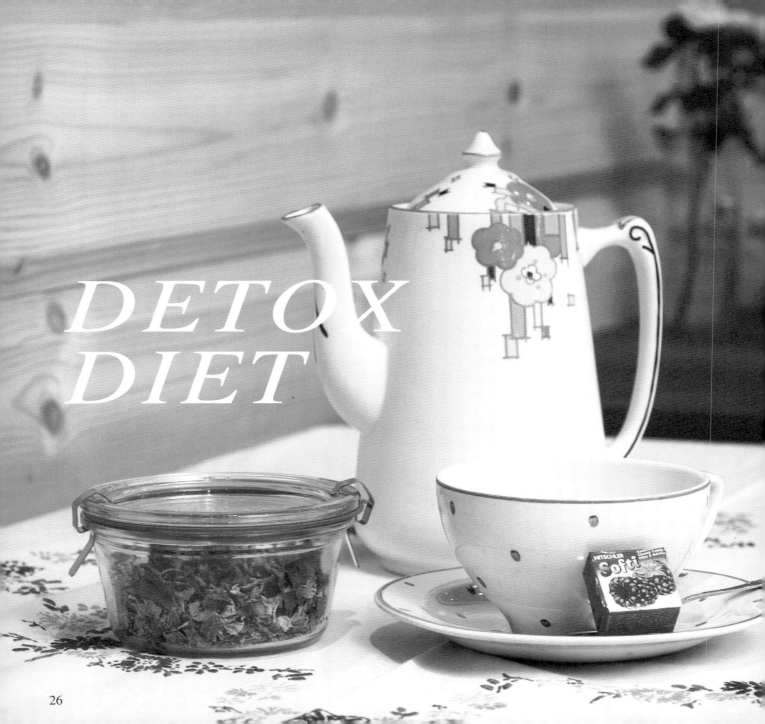

DETOX DIET

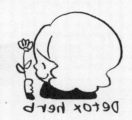

美化心靈與身體

嚴選草本植物
徹底排毒

從眾多草本植物當中,嚴格選出對瘦身最有效的排毒草本植物,

每一種都具有高度的解毒功能,

並且具有美肌、恢復疲勞、以及促進消化等效果,

為您的身體選用最合適的草本茶,讓身心再度恢復光彩。

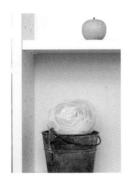

快樂享用草本茶的方法須知

可以讓你從每天的生活中喘一口氣，獲得輕鬆舒暢的草本茶。
對身心均具解毒及放鬆效果，更有淨化兩者的功效。

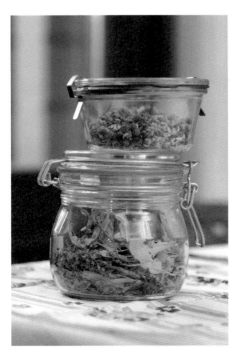

快樂享用草本茶的方法

　　忙碌生活中為了讓身心保持健康的狀態，時常需要適度的放鬆，草本茶是最為推薦的方法之一。自然的色澤及香味，在飲用其芬芳的同時，也留給心靈一個安逸的空間停歇。給自己一個機會，好好審視自己的內在並充分放鬆休息吧！

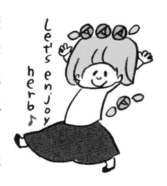

＊保存的方法

乾燥的草本植物可以保存約兩年，避免放在高溫、潮濕、直接曝曬於日光之下，並加入乾燥劑於密閉容器中保存。另外，乾燥草本植物會因濕氣而降低其品質，故須注意匙等先拭去水氣後再使用。

（注入草本茶的方法）

注入熱水	放置使其蒸氣效果發揮	倒入茶杯中

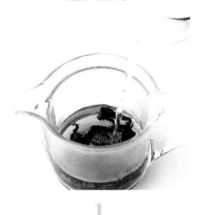 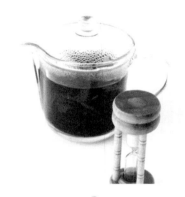 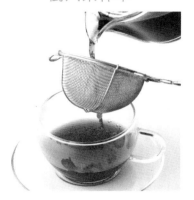

1

在茶壺或是草本茶專用的容器當中放入適量草本植物，並注入沸騰後放置數分鐘的熱水。

※草本植物的量為一茶杯（約180ml）對1茶匙（3～5g）的比例為準。如果是粗顆粒或是堅硬果實的草本植物，用湯匙背面先略為輾碎之後再沖泡，可使當中的成分更容易被釋放出來。

2

注入熱水後立刻蓋上蓋子等待約3～10分鐘，利用蒸氣讓成分充分釋放。

※注入熱水時，蒸氣中含有效能極高的精油成分，因此需馬上蓋上蓋子以免蒸氣消散

※屬於莖葉狀的草本植物可縮短其浸泡時間，若為果實、種子或根狀則須延長。

3

● 使用茶壺的場合

稍作攪拌使茶的濃度均勻之後，使用濾網將茶倒入杯子中。

● 使用草本茶專用容器的場合

浸泡時間過了之後，馬上將草本植物取出。

來！讓我們開始
做各式各樣的排毒飲品吧！

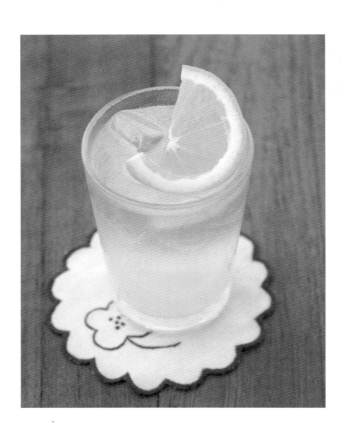

排毒草本植物 ① detox herb

茴 香

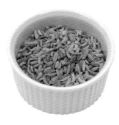

功效

利尿、發汗、消除身體浮腫、便秘及肥胖等

Fennel

可以幫助多餘水分及脂肪排出的特效藥，因可使得腸道脹氣更容易排出，所以對治療便秘也極具功效。其微甜辣刺激的香氣最適合搭配柑橘類的果汁一起飲用。

幫助脂肪排出的瘦身好夥伴

茴香柳橙汁

做法

材料（1人份） 25 kcal

乾燥茴香.......................1茶匙
熱水............................100ml
柳橙汁.........................50ml
冰塊............................適量
柳橙（裝飾用）............1／2片

1. 把茴香放入壺中，加入熱水並浸泡約5分鐘之後，移到其他壺中放冷。
2. 在玻璃杯中加入冰塊，並倒入柳橙果汁。
3. 加入茴香水之後充分攪拌，最後以柳橙片裝飾即成。

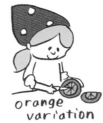
orange variation

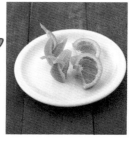

瘦身甜味調味

低卡路里

甜度不夠的時候，使用低卡路里且排毒效果高的三種甜味調味料來增加風味吧！

【奧利多寡糖】
具有整腸、抑制毒素生長的效果，是便秘人士最佳的甜味調味料。

【甜菊】
甜度為砂糖的200倍，可加入其他草本茶一起飲用。

【甘草】
當中含有的特殊物質可以提高肝臟機能，有助於解毒功效，是一種高甜度的草本植物。

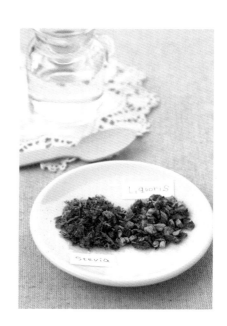

排毒草本植物 ❷ detox herb

野玫瑰果

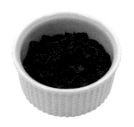

功效

便秘、改善肌膚狀況不良、利尿及恢復疲勞等

Rose Hip

含有豐富維他命,其維他命C含量是檸檬的20倍。另外還含有許多具軟化作用的果膠,是十分受到女性歡迎的草本植物,對改善便秘也具效果,因為有酸味,加入甜味調味料一起飲用也十分好喝。

排毒草本植物 ❸ detox herb

木 槿

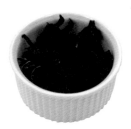

功效

強肝、健胃、利尿、改善肌膚狀況不良、恢復疲勞等

Hibiscus

當中的維他命C及檸檬酸有助於恢復疲勞及改善肌膚狀況不良,同時還含有許多排除多於鹽分和水分不可或缺的鈣質,因此有助於消除浮腫現象。可做成如紅寶石一般美麗的紅色色澤草本茶。

加入整顆荔枝增添可愛氣氛的美肌飲品

木槿與野玫瑰果果汁

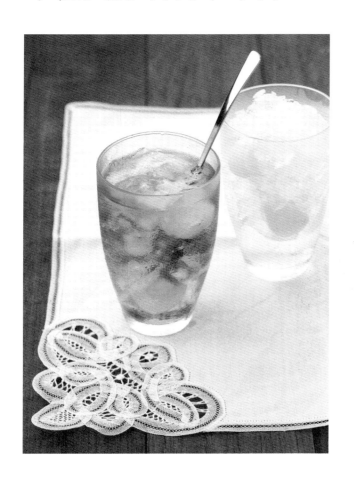

材料（1人份） 28 kcal

野玫瑰果...1／2茶匙
木槿...1／2茶匙
熱水...100ml
碎冰...適量
荔枝（剝皮去籽）...3個
氣泡礦泉水...50ml
奧利多寡糖...2小匙

做法

1. 將木槿及野玫瑰果放入壺中後加入熱水，浸泡約3～4分鐘後，移到另一個壺中放冷。
2. 在玻璃杯中加入碎冰及荔枝後，倒入放冷的木槿及野玫瑰果果汁。
3. 加入氣泡礦泉水及適量的奧利多寡糖，充分攪拌後即成。

將大量碎冰與荔枝交互加入杯中，這樣可以讓白色的荔枝漂浮在紅色飲料當中，在視覺上十分好看。

Lychee
crush ice

排毒草本植物 detox herb

蒲公英

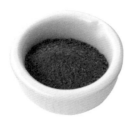

功效
具利尿作用、促進消化、改善便秘、解除浮腫、面皰及畏寒症等

Dandelion
蒲公英有利尿作用，有助於排出多於水分及鹽分，同時因具有強化肝臟的功能，在喝酒後飲用最為恰當。是一種可以享用如咖啡般色澤及口味的無咖啡因草本茶。

加上豆奶泡可呈現卡布奇諾的風味

Happy detox time

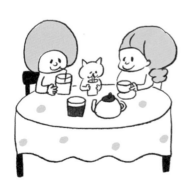

1

加入熱水製作蒲公英咖啡。

在另一個杯子當中倒入打至發泡的溫熱豆奶。

2

3

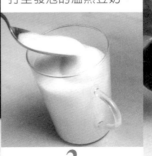

於豆奶的杯子中緩緩加入蒲公英咖啡。

排毒草本植物 ⑤ detox herb

檸檬草

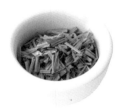

功效
殺菌作用、促進消化、預防貧血及腸胃
不適等

Lemon Grass
可以舒緩腹部不適,幫助排出脹氣,並
當作飯後茶點增加腸胃蠕動、促進消
化。檸檬清新的香味使精神為之一振。

1

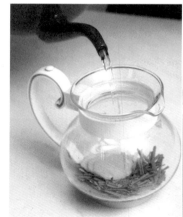

將熱水加入檸檬草及生薑中

2

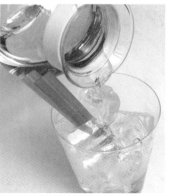

用生的檸檬草葉片當作吸管裝

另一種排毒草本植物!
another detox herb

肉 桂

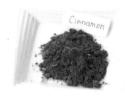

Cinnamon
可促進血液循環,暖
和身體提高新陳代
謝。在中國,以其健
胃、助發汗及解熱的
藥效活躍在漢方藥材
當中,它的味道可以
運用在許多食材上,
在草本茶中加入一點
點肉桂,可增加其功
效與香氣,使茶的口
感更滑順好喝。

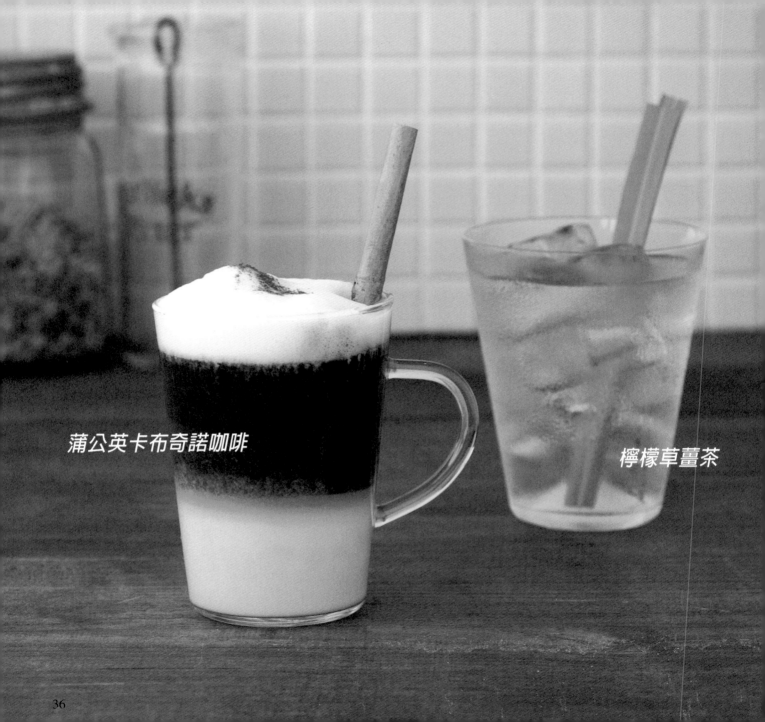

蒲公英卡布奇諾咖啡

檸檬草薑茶

36

蒲公英卡布奇諾咖啡

材料（1人份）30 kcal

蒲公英咖啡..10g
熱水...100ml
豆奶..50ml
肉桂棒..1根
肉桂粉..適量

做法

1. 準備咖啡專用過濾紙，將蒲公英咖啡放入後慢慢加入熱水，咖啡便會滴入杯中。
2. 把豆奶放入鍋中稍微加熱，用打泡器打出細小泡沫之後，在另一個杯子當中加入已經打至發泡的豆奶。
3. 於豆奶的杯子中，利用湯匙將蒲公英咖啡緩緩加入。
4. 最後放入肉桂棒以及肉桂粉後即成。

檸檬草薑茶

材料（1人份）2卡

乾燥檸檬草..1茶匙
熱水...100ml
薑..2片
生檸檬葉...適量
冰塊..適量

做法

1. 在壺中加入檸檬草及薑片之後倒入熱水，浸泡約5分鐘之後，移到其他壺中放入冰箱冷藏。
2. 在玻璃杯中放入大量冰塊，加入上述的檸檬草薑茶後，用生的檸檬草葉片裝飾。
3. 最後加入適量奧利多寡糖即成。

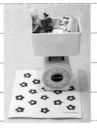

排毒草本植物甜點

即使是減肥當中還是想吃甜點。為了有這種想法的你特別介紹用排毒草本植物做的健康排毒甜點！都是一些好看又好吃的甜點喔！

排毒草本植物！
detox herb

木槿

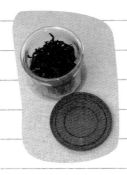

能夠改善肌膚不良狀況及疲勞的美味草本植物

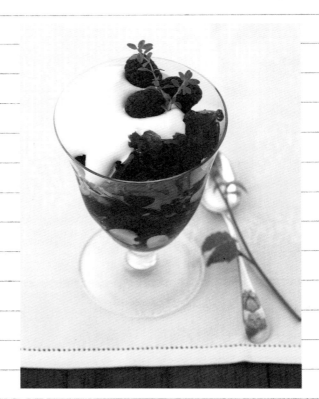

木 槿 果 凍

材料

（雞尾酒杯4杯份） 一份90 kcal

木槿..1小匙
吉利丁（果凍凝膠）..11g
熱水...320ml
奧利多寡糖...3小匙
木莓..2～3粒
鮮奶油..30ml

※木莓及鮮奶油的份量皆為一人份

做法

1. 將吉利丁（果凍凝膠）加入少量水中軟化，鮮奶油打至發泡備用。

2. 在壺中放入木槿後倒入熱水，浸泡約3分鐘使其成木槿茶。將木槿茶移到
   大碗中，並趁熱加入吉利丁及奧利多寡糖溶解後攪拌均勻。

3. 等稍微放涼時，放入冰箱中使其冷卻凝固。

4. 用湯匙把凝固的木槿茶茶凍切成小塊放入雞尾酒杯中，加上鮮奶油與木
   莓即成。

排毒草本植物 ！
detox herb

茴 香

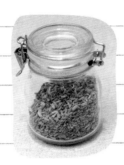

對過飽及便秘有改
善功效的草本植物

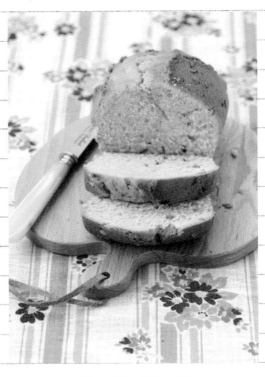

茴 香 蛋 糕

材料
（8.5×6.5公分的蛋糕模型約有兩
個的份量） 一個份量 1035 kcal

茴香...............................1小匙

麵粉...............................160g

小蘇打粉..........................1小匙

肉桂粉...........................1小匙奶

油.............................120g白

糖................................100g

蛋.................................2個

做法

1. 將麵粉、小蘇打粉及肉桂粉混合
   後過篩。

2. 奶油在室溫中軟化後加入白糖，
   用攪拌器打到呈現白色狀。

3. 蛋一個一個慢慢加入做法2中並充
   分攪拌。

4. 把所有材料與茴香一起攪拌均勻
   後放入蛋糕模型，再以180度烤30
   分鐘即可。

排毒草本植物！
detox herb

野玫瑰果

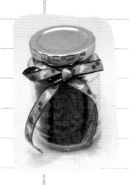

可以補充大量維他
命C，具有美肌效果
的草本植物

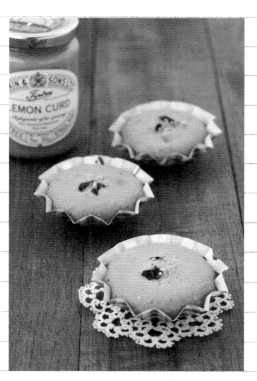

野玫瑰果杯狀蛋糕

材料
（12個份量） 1個 125 kcal

野玫瑰果	5g
麵粉	100g
蘇打粉	1小匙
奶油	100g
白糖	70g
蛋	1個
白芝麻	適量

做法

1. 將野玫瑰果放入40ml的水煮開；把麵粉與小蘇打粉均勻混合後過篩；奶油隔熱水融化。

2. 把蛋及白糖一起用攪拌器打至發泡。

3. 把篩過的粉末倒入做法2中，同時加入溶化的奶油及野玫瑰果茶。

4. 經過均勻攪拌的材料倒入杯狀容器當中，裝飾以白芝麻，再以180度烤20分鐘即可。

提高瘦身效果的話題食材 「寒天」瘦身法

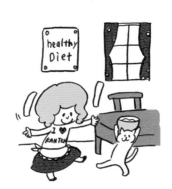

在所有食物中含有最豐富的食物纖維的寒天，
是體內排毒法中最合適的食品。
這裡就教大家馬上可以使用的寒天運用方法。

寒天富含美麗瘦身效果的食物纖維

　　想要「美麗瘦身」的大敵就是便秘。靠飲食限制等過度的減重法雖然可以減輕體重，排便的量卻會減少，慢慢形成便秘，因此自然不能瘦得輕鬆美麗。

　　如果腸道內長時間積存了許多老廢物質，體內就會產生毒素，面皰痘痘、臉部脫皮乾裂、畏寒、肩膀僵硬等多種身體不適的症狀便會紛紛出現。同時還會危害人類體內的內臟及細胞功能運作，代謝功能減緩，脂肪也不能被燃燒。

　　要消除便秘最好的辦法就是攝取食物纖維，而現在在日本造成轟動的寒天，即是食物當中擁有最多食物纖維的，對於體內排毒來說是再有效不過的食品了。

寒天中約有80％都是食物纖維，可以幫助將老廢物質排出體外，同時還有整腸效果，能夠恢復肌膚的光彩，輕鬆美麗的瘦身。

飯前食用最具瘦身效果

對於減重瘦身最有效的食用法便是「在飯前食用！」。寒天的食物纖維含有大量水分，可以以極少的份量馬上填滿胃，進而產生飽足感。

它還能同時包覆著醣類與脂肪一起排出體外，因此可以預防多餘的醣類及體脂肪存在體內，自然就容易瘦下來。

食用方法簡單、效果顯著，容易持續下去的寒天體內排毒法

寒天的食用方法十分簡單，僅僅是溶在茶、咖啡、味增湯或是其他湯類等即可。煮飯的時候加入粉狀的寒天，以一杯米對1克粉狀石花菜的比例下去煮，這樣就可以吃到QQ好吃的米飯了。

另外，將石花菜溶入熱水之中，待其冷卻之後，即成凝固的石花菜果凍，吃了容易有飽足感，同時可以抑制血糖值的上升，並將吃下肚的甜點或是碳水化合物包覆後排出體外，是可以抑制飢餓感的減重良伴。寒天因為價格便宜，可以持續的攝取，加入日常飲食當中，使體內排毒及瘦身效果大大提高。

排毒飲品＋寒天
Special Menu

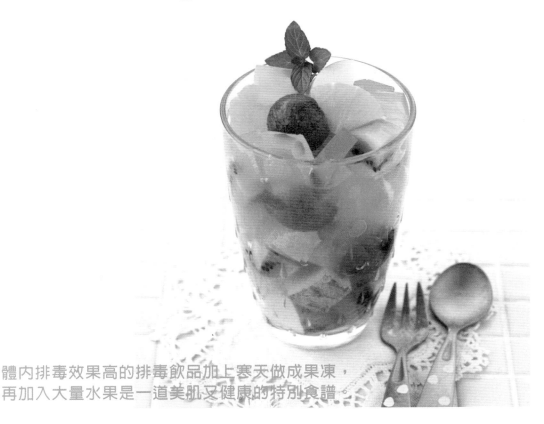

體內排毒效果高的排毒飲品加上寒天做成果凍，
再加入大量水果是一道美肌又健康的特別食譜。

排毒薄荷及寒天的水果雞尾飲料

a.

薄荷汁　寒天

b.
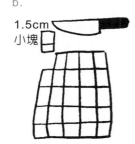
1.5cm
小塊

c.
切塊
水果

寒天
果凍

排毒
飲品

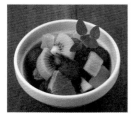

將水果切成容易入口的
小塊狀，搭配各種顏色
的水果，美麗裝盤！
可以使用各種自己喜歡
的水果來做成一杯賞心
悅目、自己也吃得開心
的水果雞尾飲料了！！

材料

（雞尾酒杯一杯份）

110 kcal

基本排毒飲品..300ml
粉狀寒天.............2g
奇異果..........2／3個
蘋果............1／4個
西瓜.................40g
柳橙............1／2個

【果糖部分】

奧利多寡糖......1大匙
基本排毒飲品..100ml
薄荷葉（裝飾用）適量

※ 基本排毒飲品的做法請參照
　第11頁

做法

1.將薄荷的基本排毒飲
　品加入粉狀寒天煮至
　溶解（圖a），倒入四
　方盤（其他容器亦可）
　中放冷凝固。

2.凝固之後，切成長寬
　各約1.5cm的大小
　（圖b）。

3.將奇異果、蘋果、柳
　橙等切成容易入口的
　小塊狀，西瓜可以用
　湯匙或冰淇淋匙挖成
　圓球狀。

4.將混合奧利多寡糖的
　基本排毒飲品放冷之
　後，倒入雞尾酒杯之
　中，加入水果與果凍
　（圖c），並用薄荷葉裝
　飾即可。

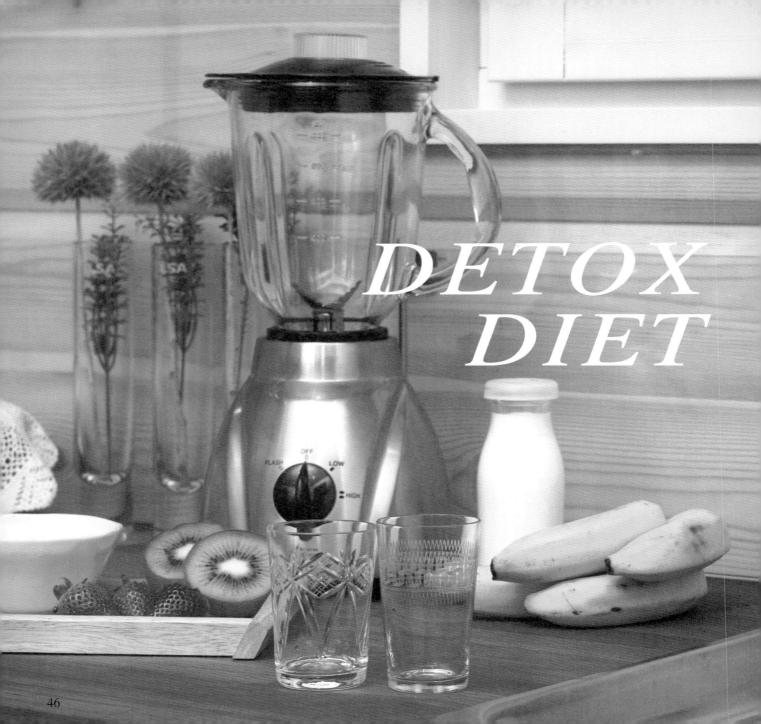

DETOX
DIET

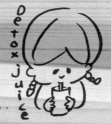

用食物纖維進行體內解毒

纖維排毒 美化腸道！

現代人的飲食當中嚴重缺乏了體內排毒所需要的食物纖維，

在不知不覺當中，老舊廢物及毒素就會積存在人體內，

出現了如肌膚問題、身體浮腫等身體警訊。

因此我們需要食物纖維來幫助刺激腸道、排出毒素！

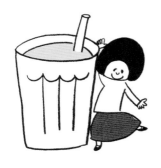

纖維排毒果汁
基本知識

僅僅是吃下任何可以排毒的食材，是無法健康而美麗的瘦下來的。在果汁中加入可幫助排出體內毒素的食物纖維，來達到體內淨化的目標！

將腸道內的毒素通通掃乾淨的食物纖維

現在女性常常為便秘或是拉肚子的現象而煩惱，這通常是由於壓力、不規則的生活作息或是勉強自己的瘦身方法等因素，使得腸道運作變得遲鈍。

本來應該被排泄掉的老舊廢物長期積存在腸道之中，進而產生毒素，導致肌膚脫皮乾燥、長面皰痘痘、畏寒症以及肩膀僵硬等種種身體上的毛病，在這個時候，唯一能夠解決這些毛病的就是食物纖維。食物纖維會包覆毒素並促進排泄，將腸道內的毒素通通掃乾淨。

利用從夜晚到早上的空腹時間，讓腸胃好好休息

一開始使用纖維排毒果汁，就可以發揮其效果。在晚上盡量早點吃完晚餐，並直到早上早餐之前都不要再進食，利用睡覺時的空腹時間，讓腸胃好好休息。早餐的時候只喝一杯纖維排毒果汁，這樣一來，身體攝取的大量食物纖維就會有效刺激腸道，必要的營養可以被身體吸收，多餘的老舊廢物則會被排出，腸道原本的機能也得以回復。

纖維排毒果汁
的驚人效果

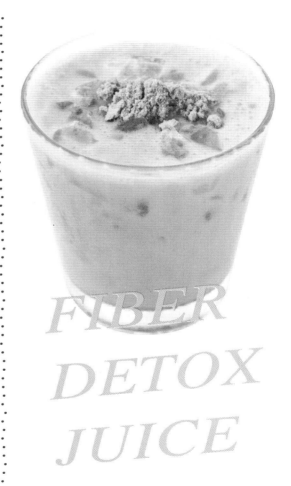

Point 1. 利用食物纖維的力量讓腸道乾淨暢快

利用其排便及利尿作用,讓老舊廢物順利排出體外,消除便秘或身體浮腫現象。

Point 2. 在早餐時候飲用,讓其解毒成分完全滲透發揮最大效果

在夜晚讓疲憊的腸胃得到休息以後喝下纖維排毒果汁,可以增進腸道吸收功能。

Point 3. 新鮮的生果汁保持了蔬菜或水果原本的自然風味,為美麗加分!

市售的蔬菜果汁當中的維他命通常已經遭到破壞,若是手工製作的鮮果汁,可以喝下自然原本的養分,因為容易被氧化,建議做好纖維排毒果汁之後,10分鐘之內趕快喝完。

FIBER
DETOX
JUICE

製作纖維排毒果汁的要點

事先將水果切成小塊狀的話，可以減少果汁機運作時的負擔。

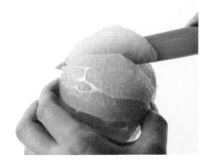

蘋果、奇異果、鳳梨
切成角塊狀

先去除蘋果口感不好的芯及蒂，然後再切成長寬約2公分的角塊狀。

柑橘類的水果
先削皮將果肉取出

葡萄柚或柳橙之類的柑橘類水果，先用刀子削皮之後，依照其片瓣的構造，一片片的取出果肉，別忘了如果有種子也要取出捨棄。

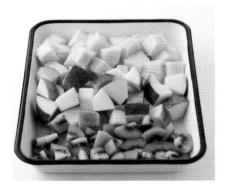

胡蘿蔔切絲

胡蘿蔔削皮之後切細絲，用切絲器更為方便。

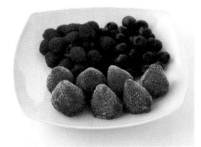

芒果及酪梨用湯匙取出

熟成而柔軟的芒果及酪梨切成
對半並取出種子之後,用湯匙
取出果肉。

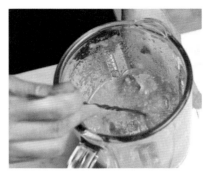

莓類整顆冷凍

藍莓、木莓及草莓等可以整顆
使用不用切。草莓要先去除蒂
葉,整顆冷凍的話也可方便製
作冰砂。

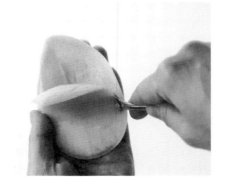

果汁機中斷操作的時候,先攪拌後再繼續

果汁機會中斷操作可能是因為
水分太少。依季節的不同會改
變蔬果的狀態,多加一點食譜
中的液體成分並攪拌一下再繼
續操作。

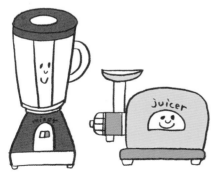

果汁機最適合用來製作纖維排毒果汁

果汁機的底部有轉刀可以旋轉把材料絞碎;而榨汁機是將材料
送進去之後榨出果汁,捨去纖維,因為兩者的構造跟功能不
同,能夠完全保留食物纖維的果汁機再合適不過了。

51

Recipe 1 的 **排毒食材**

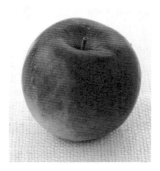

蘋果

蘋果含有豐富的水溶性食物纖維以及果膠,果膠有助於包覆體內的毒素並排出體外。

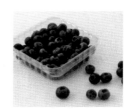

藍莓

當中的花青素具有改善眼睛疲勞及高抗氧化的作用,而且食物纖維含量多能幫助整腸。

豆奶

含有能促進代謝的維他命B群以及抗氧化作用的大豆鈣鎂,即天然植物性荷爾蒙(Isoflavone),也有許多可幫助排出毒素的食物纖維。

Recipe 2 的 **排毒食材**

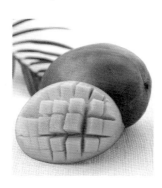

芒果

含有利尿作用的鉀、可排出體內毒素的食物纖維以及具有抗氧化作用的多甲藻素。

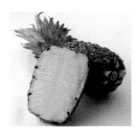

鳳梨

鳳梨所含的酵素可以軟化肉類幫助消化,所以跟肉類一起食用對腸胃的運作有助益。

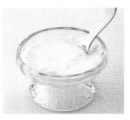

優格

乳酸的柔和酸味可以促進食慾、胃液的分泌以及腸道的蠕動,有助於消化吸收。

Recipe 3 的 排毒食材

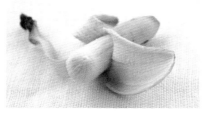

香蕉

含有可幫助軟便的食物纖維－果膠，同時成分中的鈣質能幫助老舊廢物順利排出體外。

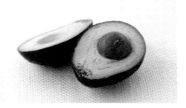

酪梨

含有大量能強力排出體內毒素的鉀質與食物纖維，具有極高的營養價值故對恢復體力也很有幫助。

Recipe 4 的 排毒食材

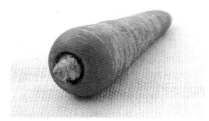

胡蘿蔔

β-蘿蔔素其高抗氧化的作用有助於強健肝臟，而維他命A也可讓肌膚變得更細緻。

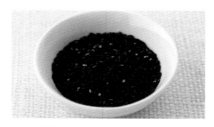

黑芝麻

擁有只有在芝麻之中才含有的芝麻準木質素，能夠改善肝臟功能，同時有美肌及活化代謝功能的效果。

Recipe 5 的 排毒食材

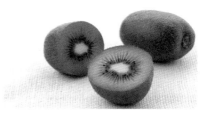

奇異果

綠色的奇異果含有可提升肌膚免疫力的多酚，而奧利多寡糖則有助於改善便秘。

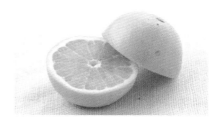

葡萄柚

維他命C十分豐富，只要約半顆就足夠一天所需的維他命C量，糖度也低很適合減重的時候食用，同時也可提高肝臟的解毒功能。

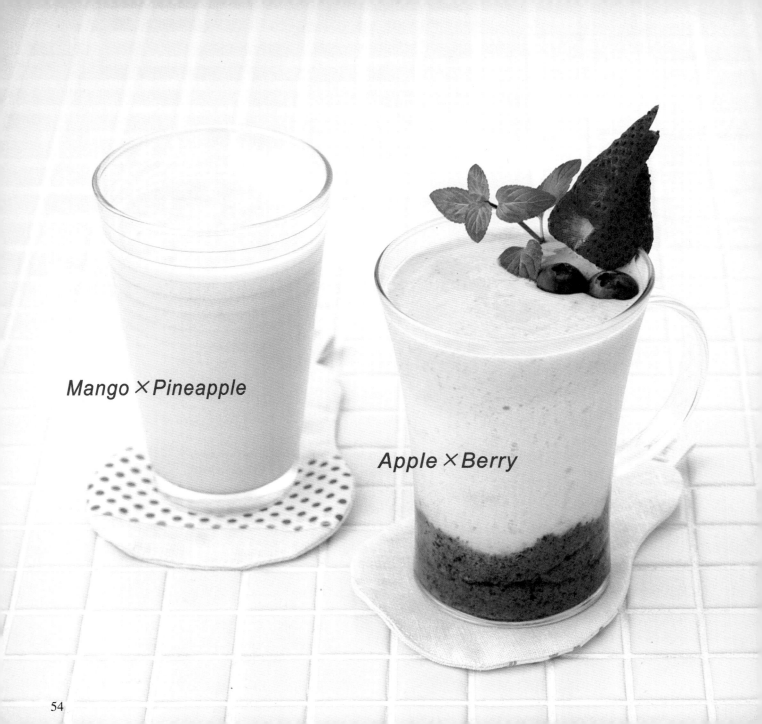

Mango × Pineapple

Apple × Berry

54

纖維排毒果汁 Recipe 1

多姿多彩的雪泥可以強力排除毒素！

紅蘋莓果凍飲

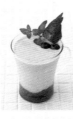

材料 （1人份） 118 kcal

A ┌ 蘋果（冷凍）..........................1／3顆
 └ 豆奶...50ml

B ┌ 藍莓（冷凍）...........................8粒
 └ 豆奶...30ml

C ┌ 草莓（冷凍）...........................3粒
 └ 豆奶...40ml

奧利多寡糖...................................適量

〔裝飾用〕

┌ 藍莓...適量
├ 草莓...適量
└ 薄荷葉......................................適量

做法

1. 參照第51頁，將蘋果削皮並切成角塊狀，瀝掉多餘水分之後冷凍起來；草莓去蒂，藍莓則整顆冰凍起來。

2. 將材料A、B、C分別放入果汁機中攪拌，如要增加甜度可以加入奧利多寡糖。

3. 在杯中先注入B的藍莓凍飲，再來是A的蘋果凍飲及C的草莓凍飲，最後用藍莓、草莓、薄荷葉加以裝飾即成。

. . . .

纖維排毒果汁 Recipe 2

讓肌膚滑潤有光澤的美肌果汁！

香芒鳳梨果汁

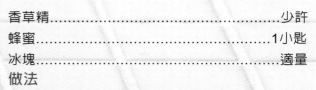

材料 （1人份） 184 kcal

芒果...1個
鳳梨...圓切片一片
優酪乳（無糖或低糖）.................100ml
香草精...少許
蜂蜜...1小匙
冰塊...適量

做法

1. 參照第51頁，將芒果對半切開之後，用湯匙取出果肉，並把果實挑出捨去，鳳梨切成小塊。

2. 將芒果及鳳梨放入果汁機當中，同時加入優酪乳跟香草精、蜂蜜之後用果汁機攪拌。

3. 在杯中放入冰塊之後，注入做法2即成。

纖維排毒果汁 Recipe 3
豐富食物纖維讓腸道馬上變乾淨！

香蕉黑芝麻冰飲

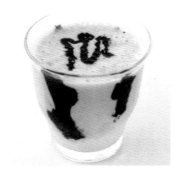

材料
（1人份） 178 kcal

成熟香蕉............1根	檸檬汁..............少許
黑芝麻醬..........1小匙	奧利多寡糖........適量
豆奶..............100ml	冰塊..............兩塊

做法

1. 將切好的香蕉、豆奶、檸檬汁及依自己喜好加入適量奧利多寡糖於果汁機後，再加入冰塊一起攪拌。

2. 杯中放入黑芝麻醬之後，倒入攪拌好的果汁即成。

纖維排毒果汁 Recipe 4
只要一杯就可滿足一天所需的維他命C！

葡萄柚胡蘿蔔汁

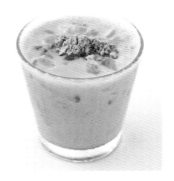

材料
（1人份） 138 kcal

葡萄柚..........1／2個	蜂蜜..............1小匙
胡蘿蔔..............50g	冰塊..............兩塊
豆奶..............80ml	豆粉..............2小匙

做法

1. 參照第50頁，將葡萄柚削皮並取出果肉；胡蘿蔔也是削皮之後，用切絲器弄成細絲。

2. 將葡萄柚、胡蘿蔔、豆奶、蜂蜜以及冰塊放入果汁機中攪拌，直到胡蘿蔔變成細小狀。

3. 在杯中注入攪拌完成的果汁，並灑上豆粉即成。

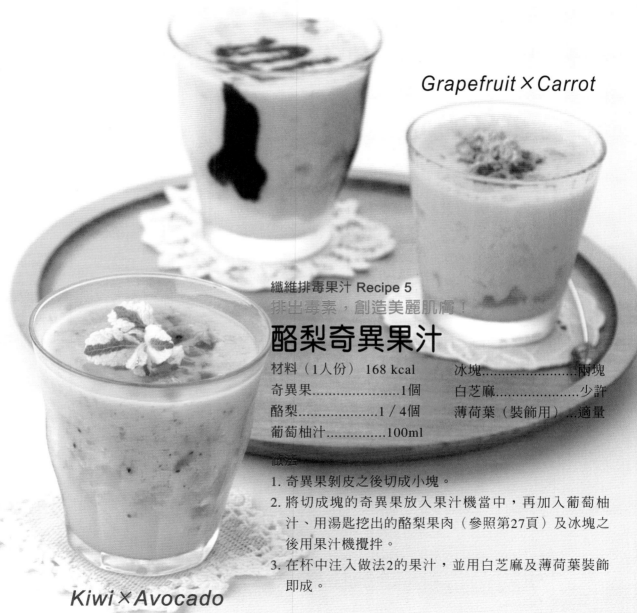

Banana × Black Sesame

Grapefruit × Carrot

Kiwi × Avocado

纖維排毒果汁 Recipe 5

排出毒素，創造美麗肌膚！

酪梨奇異果汁

材料（1人份） 168 kcal

奇異果......................1個

酪梨....................1／4個

葡萄柚汁..............100ml

冰塊..........................兩塊

白芝麻......................少許

薄荷葉（裝飾用）...適量

做法

1. 奇異果剝皮之後切成小塊。

2. 將切成塊的奇異果放入果汁機當中，再加入葡萄柚汁、用湯匙挖出的酪梨果肉（參照第27頁）及冰塊之後用果汁機攪拌。

3. 在杯中注入做法2的果汁，並用白芝麻及薄荷葉裝飾即成。

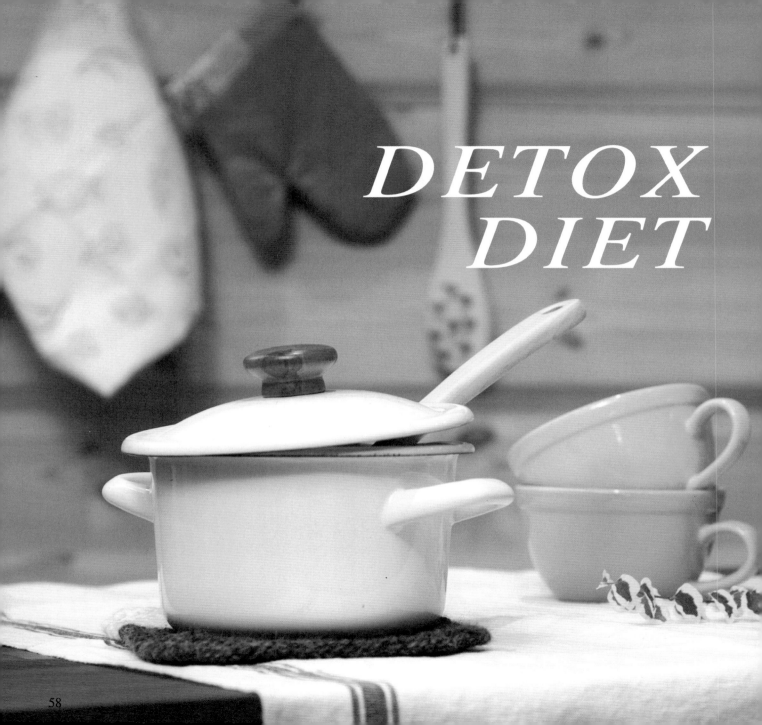

DETOX DIET

讓大量的蔬菜與橄欖油來清掃腸道！

地中海式排毒湯
美味又排毒

De tox soup

住在地中海地區的女性，

能夠如此美麗窈窕的原因，

就是因為每天都攝取可幫助通便之橄欖油的緣故。

現在我們在排毒食材當中也加入橄欖油，

做出許多好吃、健康的瘦身湯食譜，

讓這些有飽足感的料理，

為你帶來美味之餘，也能幫腸道煥然一新。

地中海式湯類的基本知識

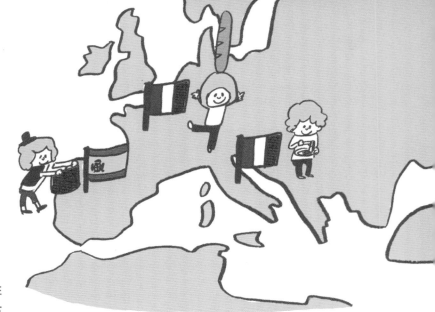

地中海地區的人們自古以來，就一直維持著具有幫助體內毒素排出的飲食習慣，如此健康的飲食方式因而受到全世界的矚目。
就讓我們也用這種方法把體內的毒素通通排出去吧！

讓腸道乾淨美麗的地中海式瘦身法

想要將腸道內的毒素排出，只攝取身體需要的食物營養應該如何下手呢？其實不用費盡心思，所謂的地中海式瘦身法就是一種吃了就可以瘦，瘦身效果極佳的飲食。

地中海沿岸包括希臘、西班牙、南義大利、南法、以色列、埃及、突尼西亞等國家，依照區域的不同，文化及宗教也有差異，但是所攝取的飲食類型與方式卻非常類似。以下是以金字塔型圖示來說明地中海式瘦身法（右圖）。

在地中海地區的人們以當地的植物性食材當作主食，這些新鮮的食材都含有豐富的維他命及抗氧化物質，可以預防許多疾病，特別是運用橄欖油作成的傳統調理法受到當地人的喜愛，並且具有可排出體內毒素的效果。

而且，當地人每天吃的食材當中含有對排毒不可或缺的大量食物纖維，料理中也常用到顏色鮮豔的蔬菜及當成香料用的草本植物等，均擔任了可以促進身體新陳代謝和排出毒素的重要任務。

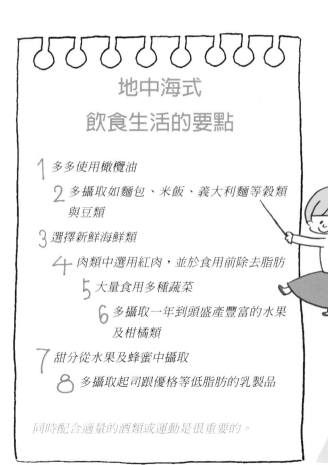

地中海式
飲食生活的要點

1 多多使用橄欖油

2 多攝取如麵包、米飯、義大利麵等穀類與豆類

3 選擇新鮮海鮮類

4 肉類中選用紅肉，並於食用前除去脂肪

5 大量食用多種蔬菜

6 多攝取一年到頭盛產豐富的水果及柑橘類

7 甜分從水果及蜂蜜中攝取

8 多攝取起司跟優格等低脂肪的乳製品

同時配合適量的酒類或運動是很重要的。

地中海式瘦身金字塔

以義大利麵等穀類製品為飲食中心，配合豆類、蔬菜、水果以及新鮮海鮮、低脂肪的乳製品一起食用，而肉類的攝取則維持在最低限度，如此的飲食方法可以維持絕佳的營養均衡比例。

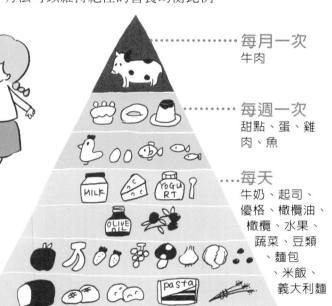

每月一次
牛肉

每週一次
甜點、蛋、雞肉、魚

每天
牛奶、起司、優格、橄欖油、橄欖、水果、蔬菜、豆類、麵包、米飯、義大利麵

使用橄欖油美麗瘦身

地中海式瘦身法中不可或缺的橄欖油可以排出毒素！！

住在地中海地區的人們將橄欖油大範圍地使用於料理、甜點上。

聽到橄欖油，一般人馬上會有「卡路里太高」、「油會使人發胖！」等印象，不會把它跟減重瘦身聯想在一起，然而，實際上橄欖油卻有驚人的排毒效果。橄欖油中含有的油酸具有可以刺激腸道，促進排便等極佳的作用力。

油酸與從蔬菜或穀類攝取來的食物纖維及維他命混合在一起的話，其排毒效果更佳，並且因為能夠被腸道慢慢地消化吸收，容易有飽足感，讓飢餓感延後，只要不攝取過量，橄欖油是在減重時的最佳佐料。

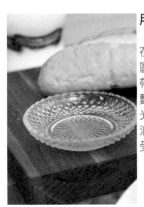

用麵包沾食

在地中海地區，習慣吃帶有鹹味的麵包，因此光沾著橄欖油吃就能享受其美味。

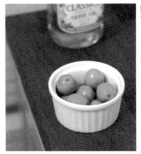

整顆即食橄欖

用鹽巴醃漬的整顆橄欖，在佐菜或是配酒食物中不可或缺。

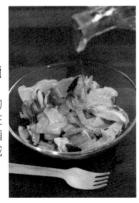

加在沙拉裡

如要以鹽巴調味的時候，建議使用含豐富礦物質的岩鹽。

一天當中所需要攝取的油酸量

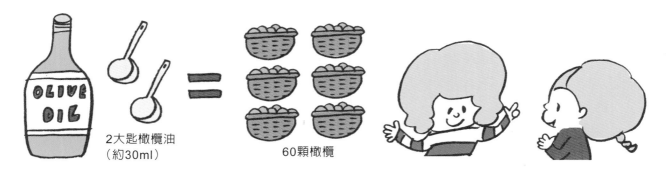

2大匙橄欖油
（約30ml）

60顆橄欖

用加入橄欖油的
地中海式湯取代晚餐

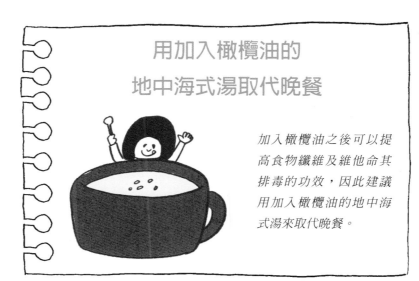

加入橄欖油之後可以提
高食物纖維及維他命其
排毒的功效，因此建議
用加入橄欖油的地中海
式湯來取代晚餐。

用顏色鮮豔的蔬菜做成美麗佳餚！！
地中海式湯類食材

將地中海地區的食材運用到每日飲食當中，是最方便美味的料理方法

就算是大量的食材，只要做成湯也可十分方便食用

特別是蔬菜含有抗氧化物質，可以防止導致體內環境惡化的自由基

與義大利麵或是起司一起食用，維持均衡的營養

豆類

含有許多不溶性食物纖維，具有可在腸道內吸收多餘水分而變得膨脹，同時吸附毒素之後能順利排便的功能。

成分

不溶性食物纖維、大豆鈣鎂（大豆）等

功能

腸道解毒、抗氧化等作用

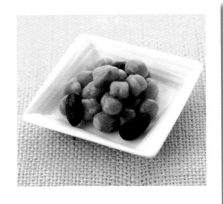

Beans

蕃茄

紅色色素是一種具有抗氧化效果的茄紅素，可以幫助全身與自由基對抗，同時還含有水溶性纖維果膠。

成分

茄紅素、維他命C、果膠等

功能

預防臉上細紋及雀斑、具抗氧化作用

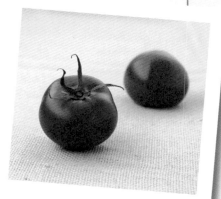

Tomato

綠花椰菜

含有具肝臟內解毒功能的芥子油成份，同時有豐富的維他命C及食物纖維，能抑制自由基運作。

成分
芥子油、食物纖維等

功能
肝臟內解毒功能、抗氧

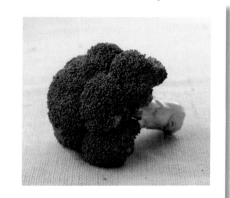

Broccoli

花甘藍苗

屬於油菜科的蔬菜，含有具提高肝臟內的解毒功能且破壞癌細胞發生可能性的辛味成分。

成分
辛味成分等

功能
比成熟的花甘藍多20倍抑制癌細胞發生可能性的作用

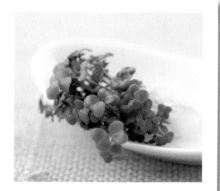

Sprouts

馬鈴薯

馬鈴薯當中的維他命C具有很棒的美容效果，並且成分中的鈣質也有利尿的功效，鐵則可以預防貧血。

成分
維他命C、鉀質、鐵、食物纖維等

功能
美肌、改善身體浮腫、整腸作用等

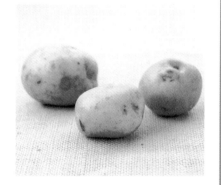

Potato

紅黃椒

較青椒含有加倍的維他命C，且紅椒中含有的色素辛味成分可以有效抑制老化。

成分
維他命C、辛味成分、胡蘿蔔素等

功能
美肌、恢復疲勞、預防癌症發生

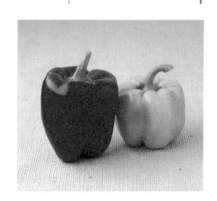

Paprika

義大利麵

富含食物纖維、其鈣質及鐵質含量是米飯的3倍，因為不容易被人體吸收，所以不容易累積體脂肪。

成分
醣類、食物纖維、鐵、鈣質等

功能
整腸作用、預防癌症及成人病的發生

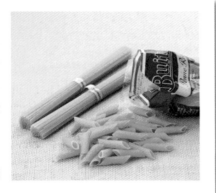

Pasta

起司

地中海式的飲食當中，起司是每天都會少量攝取到的食材，當中含有大量的乳酸菌及乳鐵蛋白，具有抗氧化及整腸作用。

成分
乳酸菌、鈣質、乳鐵蛋白等

功能
整腸作用、抗氧化作用、抗骨質舒鬆症等

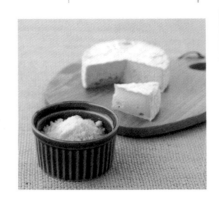

Cheese

羅勒&草本植物

草本植物是地中海式飲食當中不可或缺的香料，當中有各種不同的香味以及成分，具有抗自由基的功能，特別是羅勒含有豐富的胡蘿蔔素及維他命E，對於腸胃的運作也有改善效果。

成分
維他命、礦物質、食物纖維、多酚等

功能
抗氧化作用、殺菌作用、放鬆效果、增進食慾等

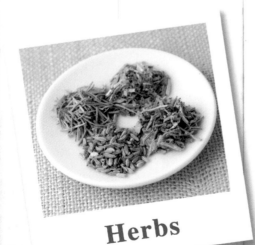

Herbs

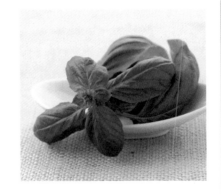

Basil

加入大量蔬菜、洋溢著法國風味的

羅勒蔬菜湯

France

排毒成分
全都溶到湯裡了
把它全部喝光
讓身體從裡面漸漸暖和起來

羅勒蔬菜湯

材料
（除去羅勒醬之後的卡路里）
（2人份） 1人232 kcal

洋蔥.............................1/2個
馬鈴薯..........................1個
胡蘿蔔.........................1/2根
蕃茄.............................1個
南瓜.................1/6個（100g）
豌豆莢..........................50g
白豆...........................100g
高湯（以肉類熬煮過的湯）
.............................500ml
月桂葉..........................1片
鹽、胡椒..................各少許

【羅勒醬】
甜羅勒葉（生）.............10片
蒜頭............................3瓣
巴馬起司
（Parmesan cheese）......25g
橄欖油........................50ml
鹽............................少許

材料為大量的蔬菜

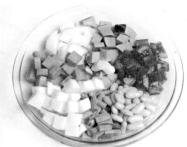

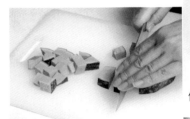

仔細的切成小塊狀

橄欖油是製作羅勒醬
的重要關鍵

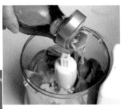

在紅色的湯頭裡面放
入綠色的豌豆莢

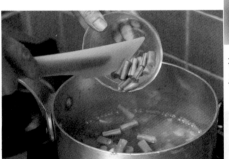

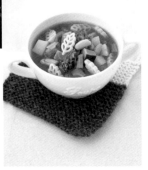

在湯裡加入義大利麵
具有畫龍點睛的效果！

做法

1. 將洋蔥、馬鈴薯、胡蘿蔔削皮之後切成1公分長寬的大小；蕃茄用熱水燙過之後把皮剝掉切成1公分長寬的大小；南瓜也切成小塊；豌豆莢則切成1公分長。

2. 將高湯及月桂葉一併放入鍋中，並將蕃茄與豌豆莢以外的蔬菜全部放入，同時也放入白豆煮到柔軟。

3. 最後才放入蕃茄與豌豆莢，加入鹽及胡椒調味。

4. 製作羅勒醬。把甜羅勒葉放入食物處理機（攪拌器）當中，同時加入剝皮後切成小塊的蒜頭以及巴馬起司（Parmesan cheese）、橄欖油、鹽巴，一起攪拌成黏稠醬狀。

5. 用碗裝入煮好的蔬菜湯，並依個人喜好的量加入羅勒醬即可。

加入排毒食材效果更好

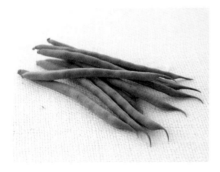

豌豆莢

富含均衡比例的食物纖維、胡蘿蔔素及維他命C，具有排出腸內毒素及美肌等效果。

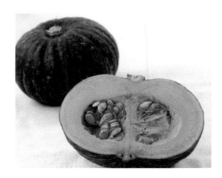

南瓜

含有豐富的胡蘿蔔素，越煮越能提高其吸收率，同時具有維他命C及E可以防癌。

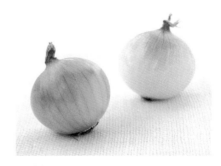

洋蔥

含維他命P可幫助毒素排出體外，同時成分中的丙基硫醇具有淨化血液的效果。

維他命豐富的標準義大利濃湯

義大利蔬菜濃湯

Italy

加入排毒食材效果更好

材料

（2人份） 1人 139 kcal

培根............................1片
洋蔥.........................1/2個
胡蘿蔔 1/2根
芹菜.........................1/2根
青椒............................1個
高麗菜.........................1片
橄欖油.........................適量
高湯（以蔬菜、肉類熬煮而成
的湯）...................500ml
蕃茄罐頭.....................1罐
月桂葉.........................1片
鹽、胡椒...................各少許
迷迭香葉（裝飾用）........適量

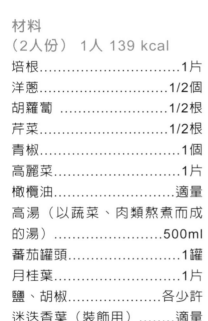

做法

1. 將培根、洋蔥、胡蘿蔔、芹菜、青椒、高麗菜等全部切成1公分長寬大小。
2. 在鍋中倒入橄欖油加熱之後，把做法1的材料全部放入拌炒，然後加入高湯及蕃茄罐頭、月桂葉一起悶煮。並在過程當中除去浮泡。
3. 加入鹽及胡椒調味後裝入碗中，並以迷迭香葉裝飾即可。

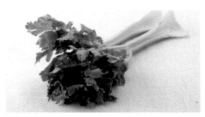

芹菜
獨特的香氣具有可促進食慾及改善頭痛的功效，其莖的部分含有可提高肝臟機能的成分。

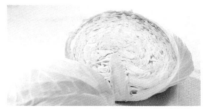

高麗菜
只要三大片葉子的份量就能滿足一日的維他命攝取量，其食物纖維也十分豐富，可幫助排出腸內毒素。

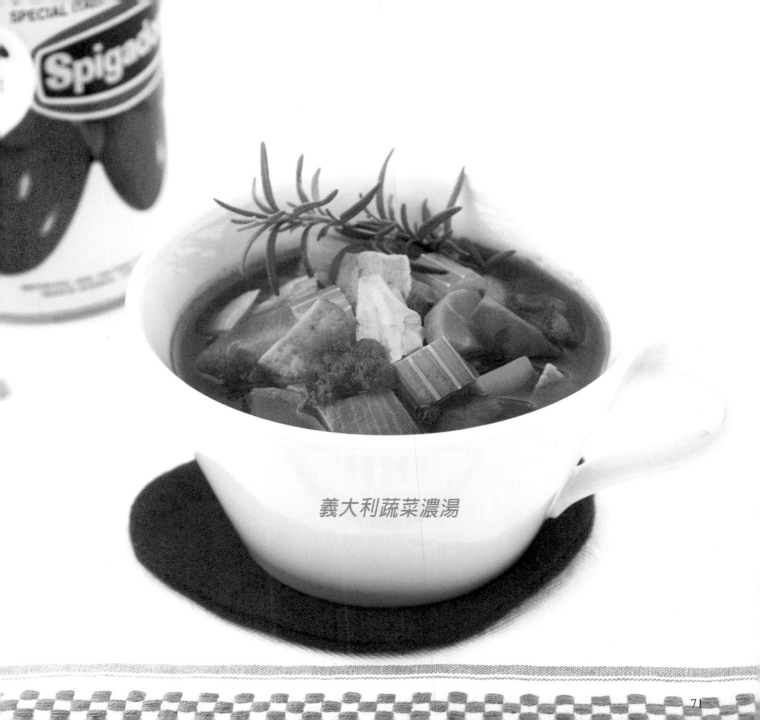

義大利蔬菜濃湯

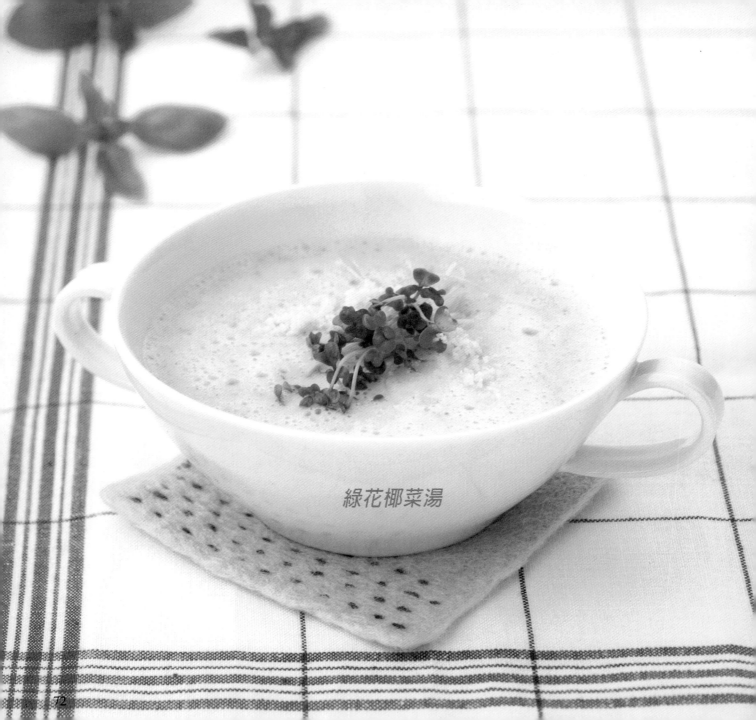

綠花椰菜湯

細緻的濃湯包含著大量食物纖維

綠花椰菜湯

Italy

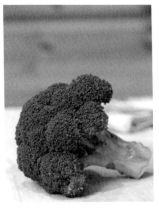

綠花椰菜含有許多維他命

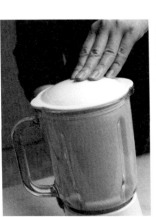

用果汁機打到呈現濃稠狀

材料

（2人份） 1人 139 kcal

綠花椰菜	1/2株
橄欖油	1大匙
蒜頭	1/2瓣
洋蔥	1/2個
馬鈴薯	1個
水	350ml
牛奶	100ml
鹽	適量

義大利巴馬起司
（Parmigiano即Parmesan cheese）......................適量
豆苗或是其他菜苗皆可
（裝飾用）......................適量

做法

1. 在鍋中倒入橄欖油，並將拍碎的蒜頭放入之後開火，等到蒜頭香味散出之後，將蒜頭取出。
2. 將切成片狀的洋蔥放入做法1中輕炒，再加入已剝皮並切成小塊狀的馬鈴薯，灑上鹽巴一起拌炒。
3. 等到食材稍稍變軟之後，加水煮到沸騰，之後將切成小塊狀的花椰菜放入並轉成小火繼續烹煮。
4. 全部食材煮軟沸騰之後，倒入果汁機中，並加入牛奶攪拌。
5. 攪拌至呈現濃稠狀後，加入鹽巴調味，裝盤時依自己喜好加上豆苗裝飾即可。

Spain

色彩鮮豔的湯類十分賞心悅目

紅椒蒜頭湯

加入排毒食材效果更好

材料
（2人份）　1人130 kcal

紅椒.........................1/2個
黃椒.........................1/2個
橘椒.........................1/2個
洋蔥.........................1/4個
蘑菇...........................4個
橄欖油.......................1大匙
蒜頭...........................2片
高湯（以蔬菜、肉類熬煮而成
的湯）.....................400ml
月桂葉.........................1片
鹽、胡椒...................各少許
生火腿.........................2片

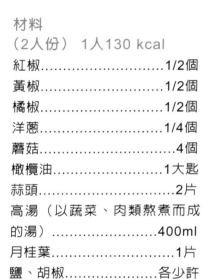

做法
1. 將三種顏色的椒類取出種子
   後切成容易小塊狀；洋蔥及
   蘑菇則切片備用。
2. 在平底鍋裡面倒入橄欖油，
   並加入切細的蒜頭，以中火
   翻炒直到蒜頭變成淡咖啡色
   之後，將三色椒倒下去一起
   拌炒。
3. 加入蘑菇並注入高湯之後，
   與月桂葉一起熬煮，並在過
   程當中除去浮泡。
4. 加入鹽、胡椒以及生火腿後
   裝入碗裡即可。

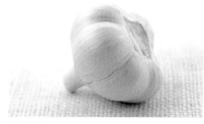

蒜頭
蒜頭中的丙基硫醇具有體內解
毒的效果，因為具揮發性，所
以切好之後盡量馬上調理為
宜。

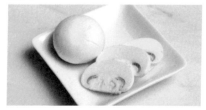

蘑菇（菇類）
蘑菇中含有蛋白質、礦物質以
及鉀質，而豐富的食物纖維對
解決便秘很有效。

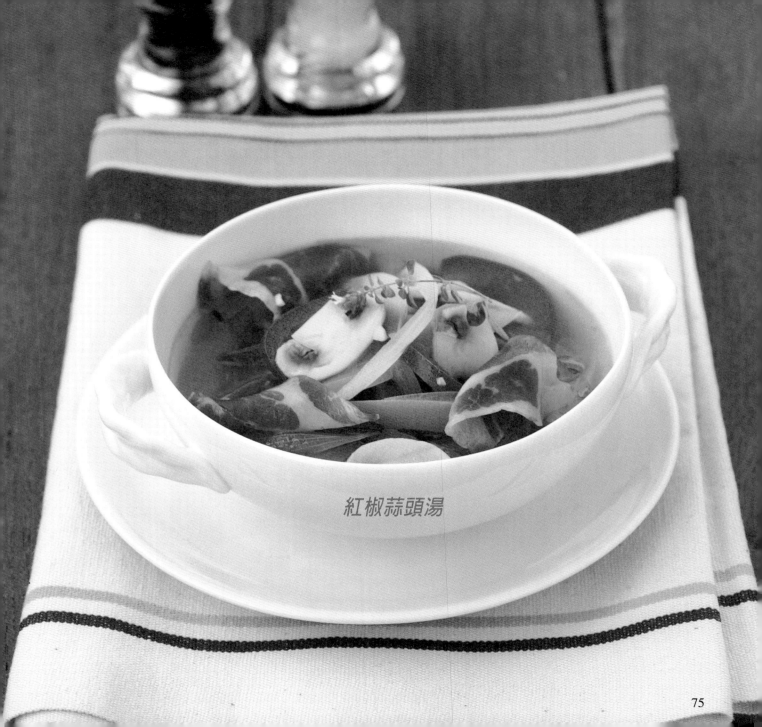

紅椒蒜頭湯

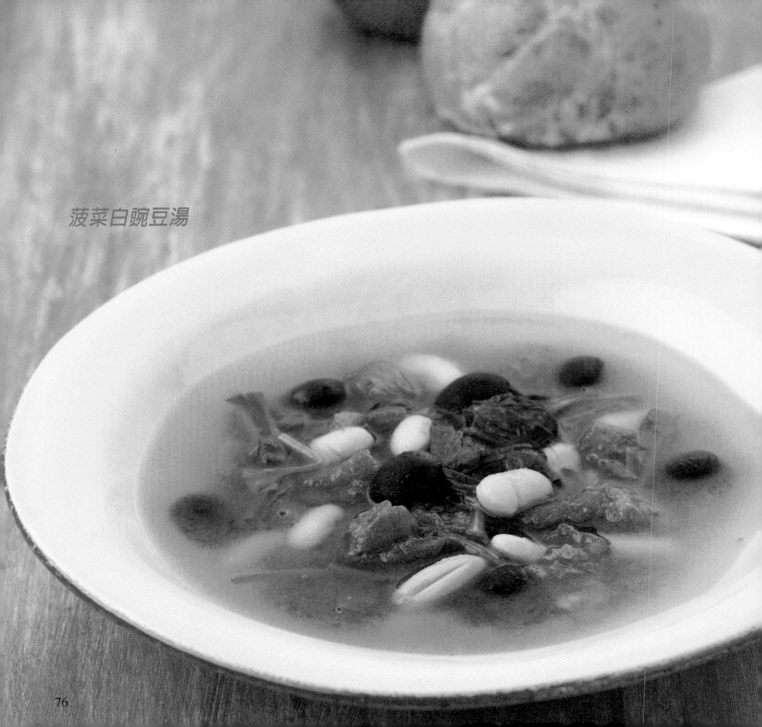

菠菜白豌豆湯

Israel

享受素材原味之清爽口感
菠菜白豌豆湯

**

加入排毒食材效果更好

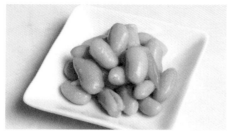

白豌豆
抑制能分解醣類之酵素的運作，可將未被人體吸收的醣類排出體外，是瘦身時最佳食材。

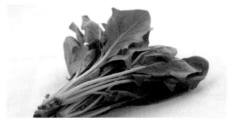

菠菜
含有解毒力強的葉綠素及谷胱甘鈦，以及有利尿作用的鉀質和大量食物纖維。

材料
（2人份）　1人186 kcal
菠菜.....................130g
白豌豆...................100g
橄欖油...................1大匙
熟成蕃茄..................1個
黑橄欖.....................4顆
高湯（以肉類熬煮過的湯）
.............................400ml
鹽、胡椒..............各少許

做法
1. 將菠菜放入已煮開並加了鹽的熱水中川燙，去除土味之後取出，切成3公分的長段。
2. 在鍋內放入橄欖油後，加入白豌豆及菠菜下去一起拌炒，再放進切成小塊的蕃茄、去籽黑橄欖及高湯一起熬煮。
3. 在熬煮過程當中除去浮泡，加入鹽巴及胡椒調味後，即可食用。

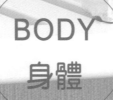

BODY
身體

Step1 排毒浴
完全淨化體內廢物的排毒浴

Step2 排毒按摩
排出體內積存毒素的淋巴按摩

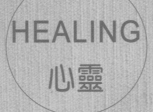

HEALING
心靈

Step3 排毒音樂
調適身心的音樂，促進心靈排毒、重新出發

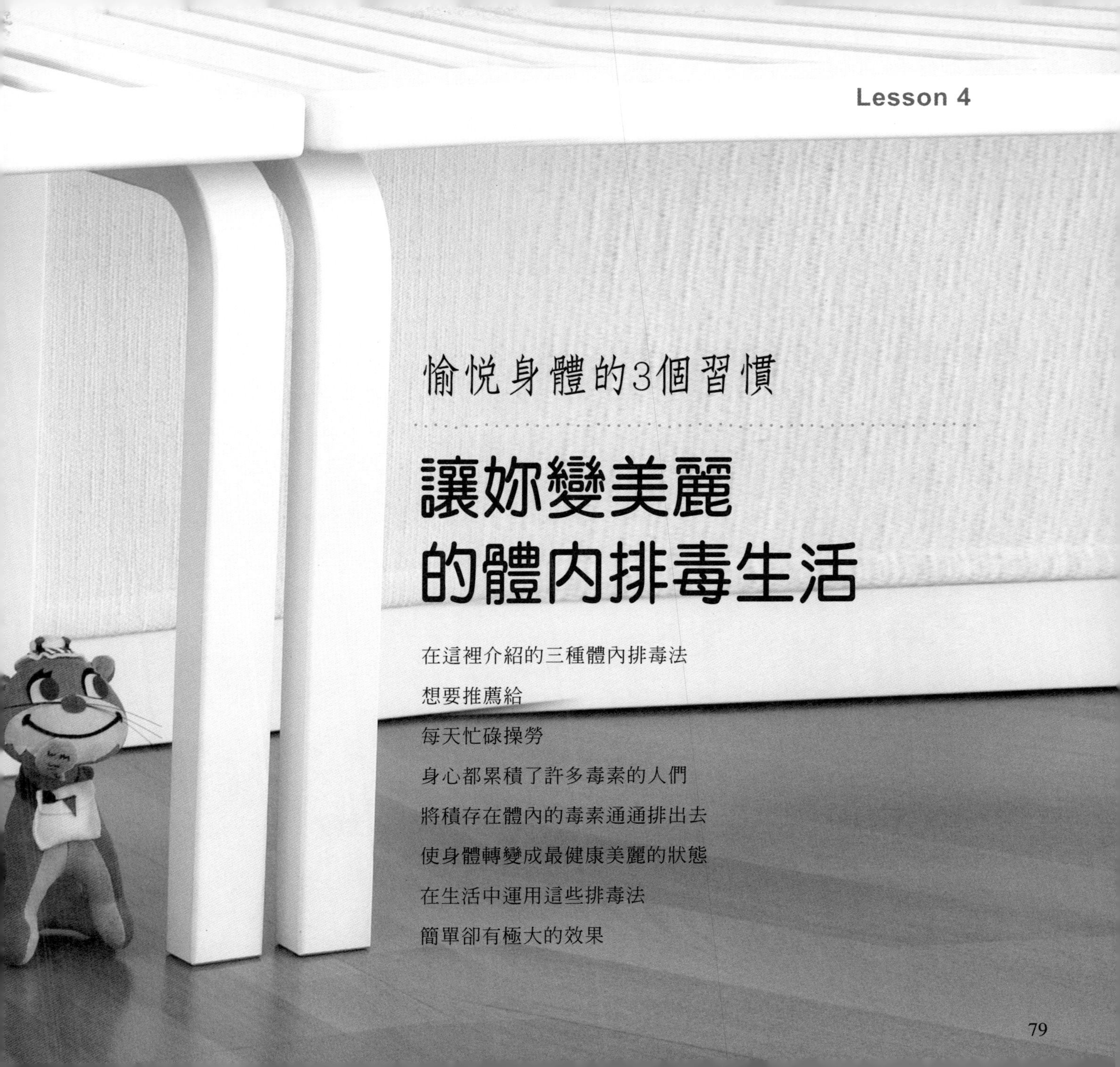

愉悦身體的3個習慣

讓妳變美麗
的體內排毒生活

在這裡介紹的三種體內排毒法

想要推薦給

每天忙碌操勞

身心都累積了許多毒素的人們

將積存在體內的毒素通通排出去

使身體轉變成最健康美麗的狀態

在生活中運用這些排毒法

簡單卻有極大的效果

完全淨化體內廢物的排毒浴

是最棒的排毒時光

在排毒的方法中，排汗是十分重要的，但是常常會因為每天待在冷氣房或是運動不足，而使得汗水沒有機會排出吧？如果汗水不排出就會影響新陳代謝的功能，慢慢就變成了難以消瘦的體態。既然如此，該用什麼辦法讓汗水充分排出呢？

汗水分成像水一般的汗以及慢慢滲出的汗等兩個種類。像水一般的汗是用來調節體溫的，所以跟排毒沒有什麼關係，會排出毒素的是那種從表皮皮脂腺中慢慢滲透出來、微微黏稠的汗水。這種汗水包含著累積在體內的毒素以及脂肪，比方說進行慢跑等有氧運動之後所排出的黏黏汗水就是了。

每天慢跑雖然需要毅力及耐力持續下去，但是像利用泡澡一樣平常生活中每天都在做的事情，也可以簡單地把那種帶有毒素以及脂肪的汗排出。在泡澡種類當中，特別推薦「半身浴」。

浸泡在舒適的浴缸裡面，從體內漸漸溫暖起來，並且能活化血液循環及新陳代謝，把一直積存在體內的老舊廢物及疲勞因子隨著汗水，一口氣全部掃出體外。

另外，想要提高效果的話，可以在進行半身浴之前先施行沖澡按摩法（請參照第84頁）。利用蓮蓬頭噴出的水壓刺激，可以活化淋巴循環，幫助促進流汗。

還有利用入浴來消除一整天疲憊的「心靈排毒法」，只要持續的進行排毒浴療法，就可以完全淨化身心的毒素了。

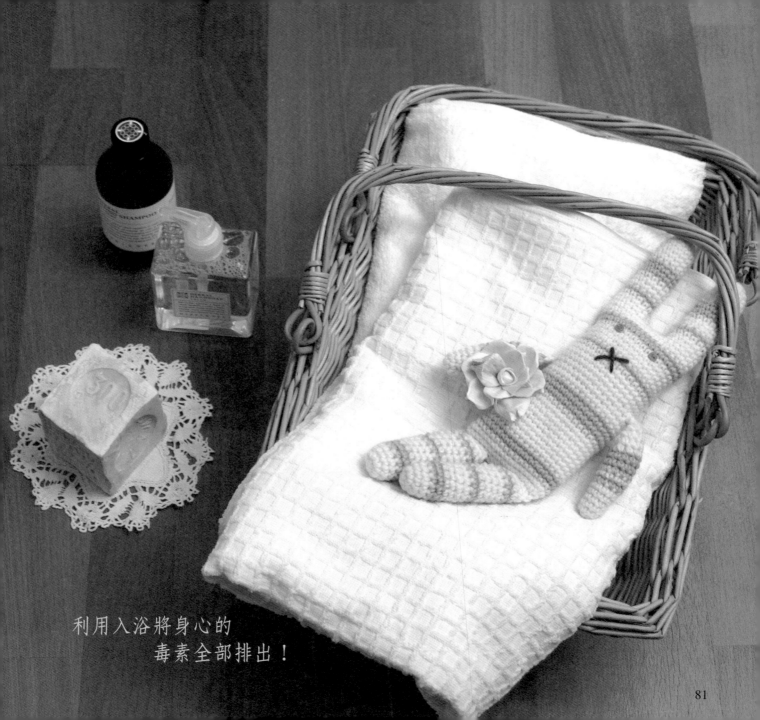

利用入浴將身心的
　　毒素全部排出！

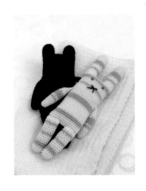

用半身浴把含有毒素的
汗水全部排出！！

在體內排毒法當中，半身浴就是具有能夠輕鬆排出有毒素汗水的效果，讓積存在體內的老舊廢物全部排出體外，轉變成易瘦體質。

推薦半身浴的理由

可以使身體從內暖和起來的半身浴，能夠有效促進排出有毒素的汗水。

且因爲血液循環變好了，所以也可以促進排便、排尿等排泄功能的提升與順暢度，利用體內排毒法中的半身浴，讓全身的毒素全部排出吧！

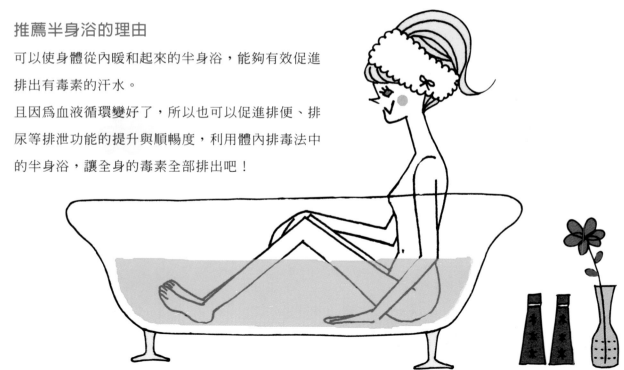

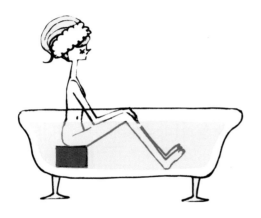

在浴缸當中放入小椅子，調整
到自己喜歡的座位高度，可以
提高放鬆效果。

半身浴的準則

* 熱水的溫度約在38～39度之間
* 水面高度約在肚臍之下
* 入浴時間約為20分鐘
* 避免42度以上的熱水以及全身浴

促進排汗！

入浴前的小小準備

1. 補充水分

因為入浴會排出很多汗水，因此補
充水分格外重要。在入浴前喝一整
杯的礦泉水可以提高新陳代謝、順
利排毒。

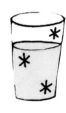

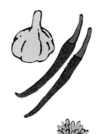

2. 攝取草本植物或香料類食材

草本茶或是辣椒、生薑等香
料可以促進血液循環，提高
發汗效果。在每天的飲食中
若能積極攝取這些食材，便
可以養成容易發汗的體質。

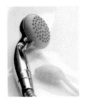

順利排出體內毒素，簡單的沖澡按摩法

可以促進在半身浴時順利發汗的沖澡按摩法。利用其水壓以及水溫來活化淋巴的流動，如此一來可更順利將老舊廢物排出！

在入浴時可同時進行，以提高排毒效果的簡單淋巴按摩法

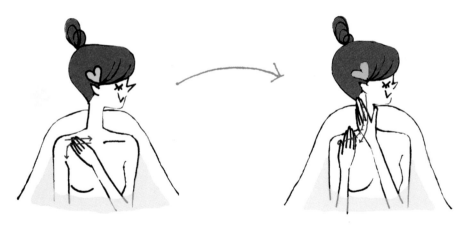

在鎖骨部分上下按摩

從鎖骨上方的外側肩膀往身體中心按摩，接著，從鎖骨下方的身體中心往腋下按摩，各來回按摩五次，左右側亦然。

從耳下的頭頸連接處
往肩膀方向按壓

從耳下的頭頸連接處往肩膀部位，每隔一處約按壓五秒，如此來回按壓五次，左右側亦然。

SHOWER MASSAGE！

1
從鎖骨部位開始

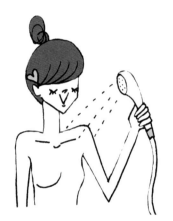

利用蓮蓬頭噴出的溫水水壓先刺激左邊鎖骨部位的淋巴管及靜脈交流處（左邊結束換右邊），刺激此處可以讓淋巴的循環變好。

2
從腳指往上移至臀部

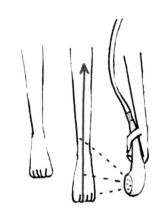

從腳指開始向上沖到膝蓋、大腿及臀部的順序，利用蓮蓬頭的水壓依序刺激。先從左腳的前面開始，然後換左腳的後面，左邊結束換右邊。

3
從手指移到腋下

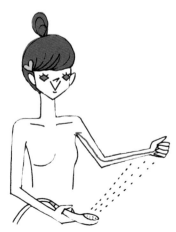

從手指開始往手掌、手肘到腋下，慢慢用蓮蓬頭的水壓刺激。順序一樣從左邊開始，記得手的內外側都要刺激到。

4
用順時針的水壓
刺激腹部

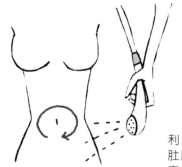

利用蓮蓬頭的溫水水壓以肚臍為中心，用順時針方向慢慢刺激全部的腹部。

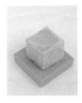

享受可提高體內排毒效果的精油泡澡

精油具有可將積存的壓力以及老舊廢物釋放的效果，能促進腦部活動的香氣以及從肌膚吸收的成分可以安撫你的身心。

手工製作的精油入浴劑

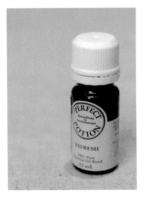

直接加入

在浴缸的熱水當中滴上3～5滴精油並充分混合於水中。這樣精油的香氣就會充滿整個浴室，具有療癒的效果。

※ 初次使用的人，可以先減少其用量，看肌膚的反應之後再增加用量。

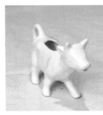

精油＋牛乳

牛乳約1大匙配上3～5滴精油，充分混合於水中，可以緩和對肌膚的刺激，同時具有極佳的美肌效果，所以特別適合敏感性肌膚的人使用。

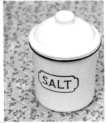

精油 ＋ 鹽

1小撮天然鹽配上3～5滴精油，充分混合於水中，具有發汗、保濕並提高燃燒脂肪的效果。

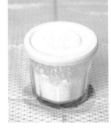

精油 ＋ 小蘇打粉

1小撮小蘇打粉（含檸檬酸）配上3～5滴精油，充分混合於水中，具有促進血液循環與發汗的效果，同時因為加入了小蘇打粉，其發泡的效果讓泡澡更有樂趣。

(加入精油的香氣，讓身心舒暢，
再度有精神起來！)

只要在浴缸的熱水當中滴上幾滴精油，能溫和刺激腦
部與神經的香氣就可以療癒你的身心。精油的成分可
以促進代謝功能，入浴之後徹底淨化身體。

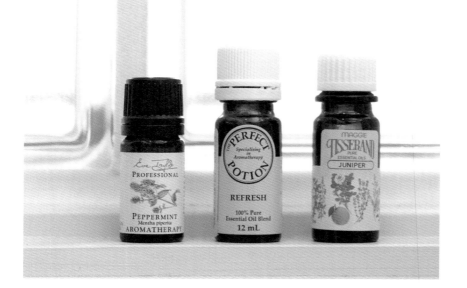

適用於不同
症狀的精油

＊身體浮腫

柏	杜松莓
檜莓	落羽杉
	天竺葵

＊瘦身

葡萄柚
雪松
迷迭香

＊畏寒症

檜莓	杜松莓
檸檬	迷迭香

＊壓力・失眠

薰衣草	依蘭依蘭
紫檀	快樂鼠尾草
黑檀	

排出體內積存毒素的淋巴按摩法

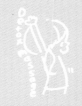

　　體內排毒法當中最為重要的就是淋巴以及血液的流動狀態，血液輸送氧氣和營養素到全身的細胞，並且回收老廢物質；而淋巴的作用在於協助回收血液中無法完全回收的老廢物質，以及細胞間滲出的多餘水分。

　　淋巴管腺在體內形成一個龐大的網絡，而淋巴便在當中流動著，淋巴管腺中的老廢物質，會流入擔任過濾作用的淋巴節，變成乾淨的狀態之後再回到靜脈當中，最後，老廢物質藉由尿液、糞便或是汗水排出體外。也就是說，若是這種運送老廢物質的循環良好的話，體內的毒素就可以順利排出體外。

　　淋巴隨著身體肌肉的收縮而流動著，但是一個長期坐在椅子上工作的人，長時間都維持著同一個姿勢，這樣根本沒有什麼機會能用到肌肉，如此一來，淋巴便會停滯而減少流動。淋巴一旦停滯，體內的老廢物質及多餘水分都會積存在體內，沒有機會排出，令身體變得浮腫、肩膀僵硬或是容易堆積脂肪等不良反應，如果想要擁有苗條的體態，最重要的就是防止淋巴功能的停滯，將毒素順利排出。

　　這裡我們示範的是淋巴按摩法，只要按摩身體就可以讓體內淋巴液流動變好的按摩方法。

　　體內的循環改善了，自然可以促進老廢物質或是水分的回收、搬運、排泄等功能。難瘦體質的人也可以藉著改善淋巴的流動效率，進而變成不容易累積脂肪，體內營養均衡的窈窕身材。

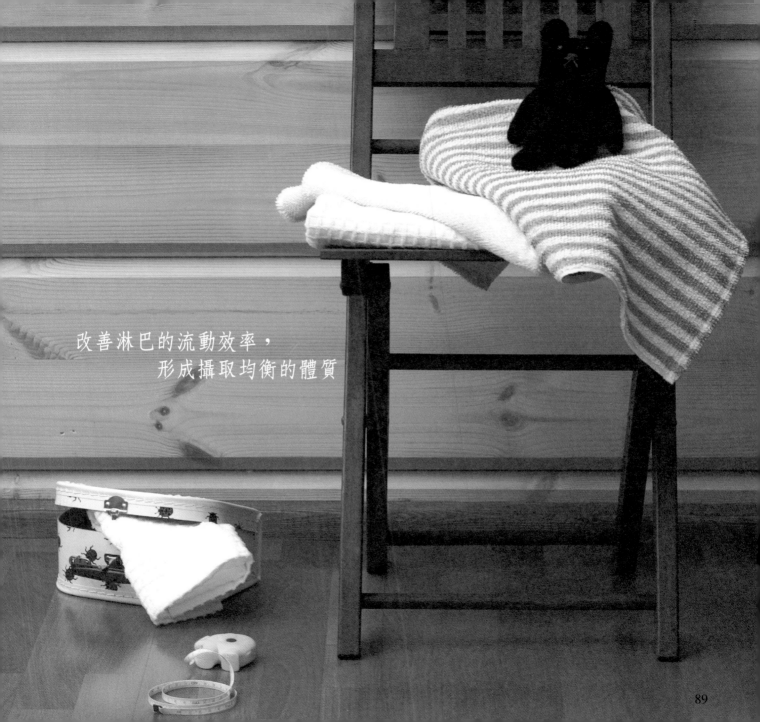

改善淋巴的流動效率，
　　形成攝取均衡的體質

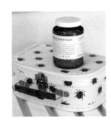

有關於淋巴按摩法的知識

改善體內淋巴流動的停滯，順利搬運並排出毒素的方法就是淋巴按摩法。首先，讓我們來學習能有效率排出毒素的正確知識吧！

淋巴按摩法的準則

準則 1

淋巴節位於耳下、脖子、鎖骨、腋下、手肘內側、鼠蹊部（臀部與大腿的連接處）、膝蓋裡側以及腳踝前方等處。這些地方會因為老廢物質無法被過濾，造成停滯而引起問題，所以要好好按摩，將停滯問題解除。

準則 2

從身體的端部開始往身體中心，沿著淋巴流動的方向，正確的按摩。

準則 3

在身體上下左右對稱的部位上所按摩的時間與次數都要一致，用和緩舒服的速度慢慢按摩。

準則 4

盡量直接接觸肌膚並進行溫和的按摩。

準則 5

在飯後兩小時以內或是酒後、生病期間、受傷期間、身體狀況不好的時候，請暫停淋巴按摩。

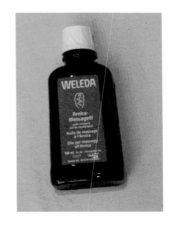

進行淋巴按摩法時，如果可以用手直接按摩，更可以促進淋巴的流動，可以使用任何自己喜愛的凝膠狀或是油狀的按摩液，這樣也能夠提高排毒的效果。

（重要淋巴節的位置）

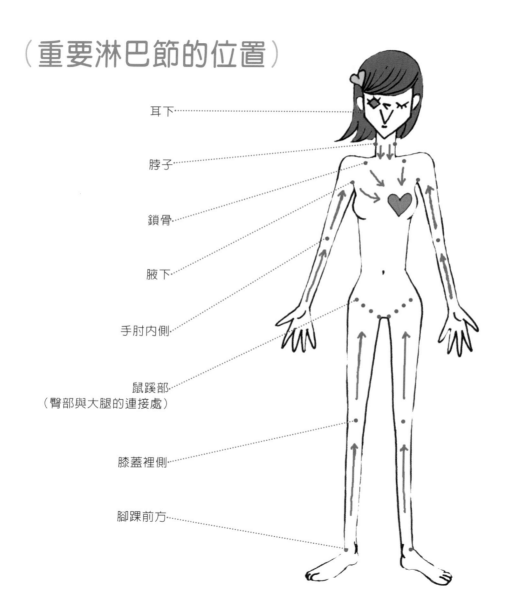

耳下

脖子

鎖骨

腋下

手肘內側

鼠蹊部
（臀部與大腿的連接處）

膝蓋裡側

腳踝前方

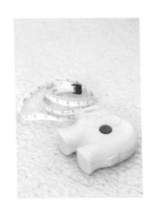

雕塑身體曲線的
淋巴排毒按摩法

體內積存已久的老舊廢物或是水分是形成浮腫或脂肪累積的原因。利用淋巴排毒按摩法把老舊廢物及水分通通排出體外，擁有健康的身體。

消除便秘及浮腫　上半身的淋巴按摩法

1
從脖子中間骨頭處
往前方按摩

① 用左手手指在脖子右側靠近脖子中間骨頭處往前方慢慢按摩，反側亦然。

② 將雙手放在脖子後方，從脖子上方往鎖骨方面慢慢按摩。

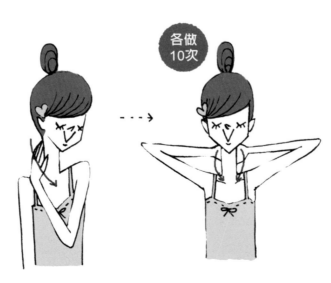

各做
10次

除去手臂的贅肉以及腹部的浮腫變成窈窕體質

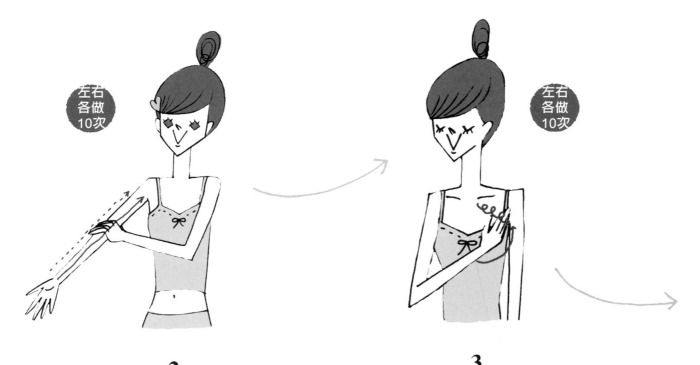

左右
各做
10次

左右
各做
10次

2
按摩手臂內、外側

① 右手在左手手腕處輕輕捏揉，然後從手腕往腋下的手臂內側慢慢按摩。

② 在手臂外側進行相同步驟。

3
按摩胸部四周

① 用手指從胸部下方中央往腋下方向慢慢按摩。

② 從鎖骨下方往腋下方向以畫圈的方式慢慢按摩，反側亦然。

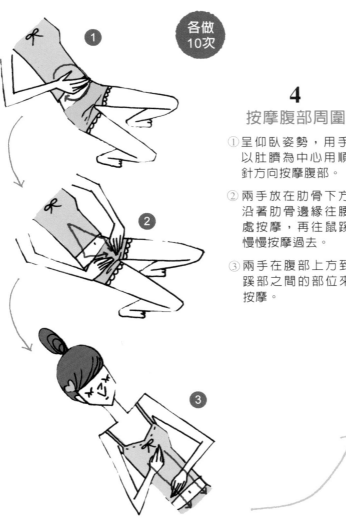

各做
10次

4
按摩腹部周圍

① 呈仰臥姿勢，用手掌以肚臍為中心用順時針方向按摩腹部。

② 兩手放在肋骨下方，沿著肋骨邊緣往腰部處按摩，再往鼠蹊部慢慢按摩過去。

③ 兩手在腹部上方到鼠蹊部之間的部位來回按摩。

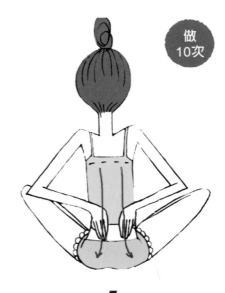

做
10次

5
按壓後背

兩手放於背後並儘量靠近脊椎中心，由上而下（至臀部）慢慢按摩，並可同時按摩身體兩側。

PLUS ALPHA　使用有排毒效果的精油

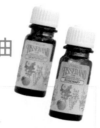

極佳瘦身效果的精油

葡萄柚
能有效促進淋巴運作和消除身體浮腫。

薄荷
清新的香氣具有提神的功效。

天竺葵
有利尿功效可幫助排出毒素。

檜莓；杜松莓
解毒與淨化作用佳並可幫助消除浮腫。

迷迭香
能夠促進血液循環且幫助改善肩膀僵硬、浮腫與肌膚問題。

按摩油的製作方法

材料
基底油（carrier oil）　30ml
想要加入的精油種類 3～4種
（共計最多9滴）

※ 基底油是用來稀釋香精油，並可
　 更容易為人體吸收的油

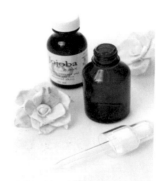

做法
1. 在基底油中加入香精油。
2. 將做好的按摩油放入保存用的遮光瓶中之後，充分搖勻。

※剩下的香精油可放在冰箱或是陰暗處保存，並於2～3週內使用完畢。

精油具有促進淋巴流動並排出老廢物質的效果，用在按摩上面功效可加倍。

（注意事項）
- 香精油是經過提煉濃縮的產物，所以請不要直接使用在皮膚上或是放入口內。
- 柑橘系的精油有感光作用。故使用後請立刻放置於陰暗處保存。
- 孕婦請暫停使用。

消除浮腫及脂肪累積　下半身的淋巴按摩法

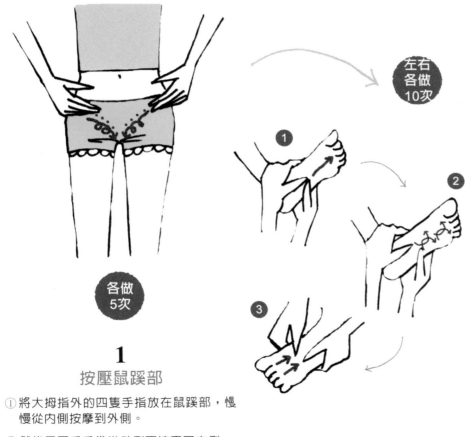

消除大腿
的贅肉
以及腳部
的浮腫
美化
腿部曲線

左右
各做
10次

各做
5次

1
按壓鼠蹊部

① 將大拇指外的四隻手指放在鼠蹊部,慢慢從內側按摩到外側。

② 然後用兩手手掌從外側再按摩回內側。

2
按摩腳底與腳背

① 兩手將腳底抬起面向自己,用大拇指從腳底中心往腳指方向輕輕施力按摩。

② 以畫小圓的方式用大拇指在腳底按摩。

③ 手按住腳指骨頭間的凹陷處,從腳指往內按摩

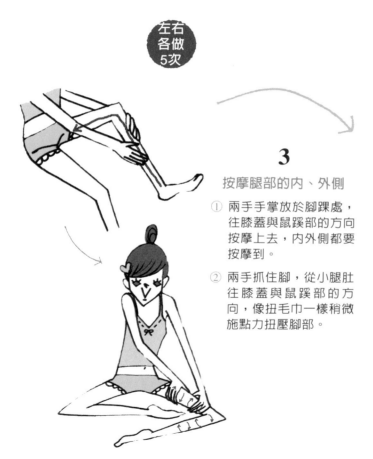

左右
各做
5次

3

按摩腿部的內、外側

① 兩手手掌放於腳踝處，
往膝蓋與鼠蹊部的方向
按摩上去，內外側都要
按摩到。

② 兩手抓住腳，從小腿肚
往膝蓋與鼠蹊部的方
向，像扭毛巾一樣稍微
施點力扭壓腳部。

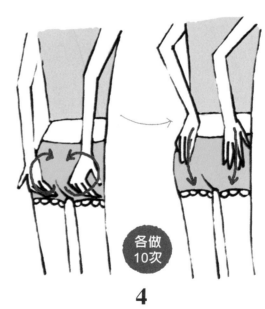

各做
10次

4

按摩臀部

① 兩手手掌置於臀部，以畫圓的方式按摩臀部。

② 從腰部往臀部下方的方向輕輕捏壓。

體內排毒
Step
3

松生醫生推薦！
調適音樂促進心靈排毒
讓人重新出發

Detox music

文‧松生恒夫

音樂有融化心裡毒素的力量

在我心目中，「音樂有融化心裡毒素的力量」。意思是說音樂可以融入日常生活當中，消除壓力並活化腸道運作使便秘消除，無論在身體或心靈上都很有用處。

當自律神經（※1）當中擔任鎮靜功能的副交感神經比交換神經的作用強大時，腸道的運作就會活化；反之，如果因為壓力或是疲勞而使得交感神經緊張的時候，便會產生便秘現象。因此，可以安撫心靈，呈現放鬆狀態的音樂有助於腸道的運作以及解毒作用。

※1 「自律神經」 是指支配如腸道運作、脈搏的拍數等等與意志無關的體內功能的神經系統。自律神經當中的副交感神經負責鎮定作用，交換神經則負責亢奮作用。

聽舒服的音樂與歌聲讓身體放鬆

那麼，爲了進行心靈的排毒應該聽什麼樣的音樂呢？讓我來介紹一些已經出版的CD音樂。

首先，介紹渡瀨政造（WATASE SEIZOU）的「SOUND HIGHWAY AOR Best Selection」（專輯 a）。所謂的「AOR」是Adult Oriented Rock（成人搖滾）的意思，即爲從70年代中期開始到80年代之間所流行過的成人搖滾或是流行歌曲。這張專輯，包含了Boz Scaggs, TOTO, Christopher Cross等人的名曲，充分表達出AOR的精髓，這張專輯共有六張CD（共114首），包括抒情情歌、中快板的歌曲，每一首都是直到現在還被常用於日本廣告或是電視連續劇主題曲的經典名曲。這張專輯還有一個特徵，就是全部用英文演唱，與其說要了解歌中意思，還不如把歌聲當作歌曲的一部分，就讓這些聽起來十分舒暢的音樂使頭腦休息放鬆。

如果想要讓全身放鬆的時候，這專輯當中Disc 1的第一首歌「We're All Alone」就是最好的選擇，其緩慢的歌曲速度將身心輕柔的包覆起來，讓疲勞慢慢被淨化掉。

聽自己最喜愛的曲子就是最好的排毒方法

我所提倡、可以使體內排毒效果提升的方法就是，將自己喜歡的歌曲或是音樂編輯成屬於自己的專輯，同時也是身爲作詞家的九州大學教授北山修教授，說明這種把自己喜愛的歌曲或是音樂拷貝過來的行爲，有些類似拼貼療法（※2），可以協助自己展開心胸，並更了解自己的內心。我最喜愛的歌曲是「Without You」，瑪利亞凱莉也重唱過這首歌，我也十分推薦另一張專輯「Dramatic Dayz」（專輯 b）以及「Dramatic Dayz 2」（專輯 c）。

專輯b收錄了許多最近日本電視連續劇使用的英文主題曲，而專輯 c則是收錄了電視連續劇當中的配樂音樂或歌曲。專輯b中特別推薦在「白色巨塔」這部連續劇當中的歌曲「Amazing Grace」，而專輯 c當中推薦的是多年以前的連續劇「長假」中的主題曲「Close to you」。

這兩張專輯收錄了如此多耳熟能詳的連續劇音樂或是歌曲，從當中選出你最喜歡的那幾首歌，在自己的房間裡播放，可以讓你回想起那些你曾經看過的連續劇，當中的精采片段，能幫助你跳脫出雜亂的思緒，享受輕鬆的時刻。

另外，如果想要消除睡意的話，我推薦這首在日本連續劇「水男孩」當中的歌曲「BOM-BA-YE」；若是想要快點入眠，「Pop Bossa」（專輯 d）這張專輯則很適合，它收錄了巴西以外的各國森巴舞曲與摩登爵士混合的中慢板音樂，最適合在假日的午休片刻時播放；而輕快優雅的音樂「Shall We Dance with Love Cinema？」（專輯 e），則很適合在散步的時候聆聽，可讓心情更加輕鬆愉快。

我在這裡介紹的這幾張專輯，裡面收錄了許多符合你想要的輕鬆音樂，請你務必要聽聽看。

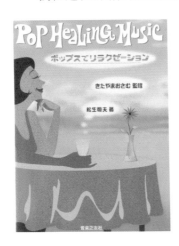

※ 2 所謂的拼貼療法，是指依照自己喜好，自由剪貼喜愛的照片或是段落，這樣可以幫助自我了解自己的深層想法與感受，甚至有時候可以做為解決心理問題的一種很好的心理療法。

「Pop Healing Music
~用流行音樂來療癒心靈~」

身為消化內科醫生，同時也十分喜愛音樂的松生醫生的另一著作。刊載了許多對身心有益的音樂情報，十分值得推薦。

由松生醫生所推薦
放鬆身心的「重整腸道CD」

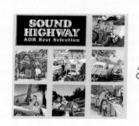

a 「SOUND HIGHWAY AOR Best Selection」
以渡瀨政造的音符創造出來一個清新的音樂世界，聽過這些歌曲的人再次聽的時候，一定會引起心靈的漣漪。

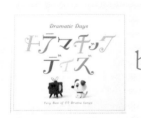

b 「Dramatic Dayz」
收錄如木匠兄妹以及ABBA等等被連續劇大量使用的西洋流行音樂，一聽到這些悠揚美麗的旋律，就會讓你想起那些連續劇的片段。

c 「Dramatic Dayz 2」
收錄在「在世界的中心呼喚愛」「水男孩」等等在日本連續劇中使用的配樂或歌曲片段，這些音樂堪稱是讓人們心靈上得到滿足的經典之作，非常值得珍藏。

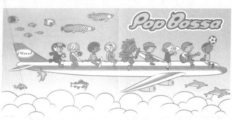

d 「Pop Bossa」
中慢拍子的旋律可以讓心跳不再那麼急促，也有助於放鬆腸道、解除緊張感。

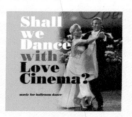

e 「Shall We Dance with Love Cinema？」
輕快的舞蹈旋律讓昏昏欲睡的你振作起精神，能夠稍微加速你的心跳，轉換成愉悅的心情。

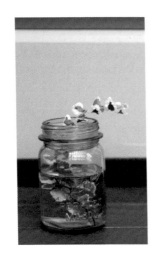

對無法達到排毒效果的人也十分有效！

文‧松生恒夫

消除便秘的
「腸道煥然一新」計畫

如果進行前面所提的體內排毒法之後仍然無法順利排便的話，有可能是發生了腸道功能低下的「腸功能停滯」症狀，針對這種症狀，更應該儘早重整腸道，讓它回復到原來的狀態與功能。

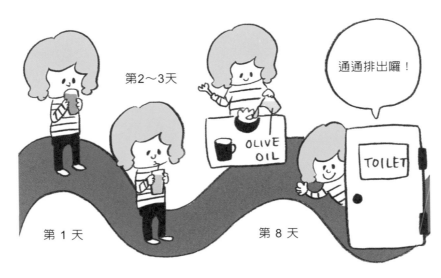

第2～3天

通通排出囉！

OLIVE OIL

TOILET

第1天

第8天

如果經常使用瀉劑來幫助排便，會越來越無法靠自己的機能狀況排便

對於喝了我提倡的排毒飲品卻仍然一點效果都沒有的大有人在，他們通常是長年以來都利用瀉劑來幫助自己暫時解決便秘問題的人。

一般健康人體之中，當糞便被送到直腸中時，便會刺激直腸壁來引起便意，這種反應稱為「直腸反射」，但如果長久使用瀉劑的人，就會越來越感覺不到便意了，因為瀉劑藥物成分的影響，讓肛門擴約肌的力量變弱，這個「直腸反射」的裝置就失去作用了。

這樣的腸道即使喝了再多的排毒飲品，還是不會有促進排便或是瘦身的效果。

請想像在肛門沒有力量的情形下，如果無法順利排便，毒素以及脹氣就沒有管道排出，只能堆積在腸道當中，漸漸變得鼓漲而感到不舒服，大腹便便的樣子也讓外觀看起來不好看。這就是得到了「腸功能停滯」的症狀，最要緊的改善對策就是先恢復便意的知覺。

使腸道回到原本的乾淨狀態

簡單來說，就是停止服用瀉劑（含有如大黃根、番瀉葉以及蘆薈等成分），再服用軟便劑讓腸道內的糞便變軟，最後是使用肛門塞劑來促進排便。肛門塞劑會在直腸內發出碳酸瓦斯促進排便以改善便秘，使用肛門塞劑六個月以上並且每天都使用的話，約有60%的人可以恢復「直腸反射」的功能。

如果照這樣的方式可以順利排便的話，就能夠開始實行腸道煥然一新法（參照第105頁）。這個方法是在淨化腸道後先進行斷食，之後便多多食用對治療便秘很有效的食物纖維，例如開始飲用排毒飲品，其效果就會顯現了，最後只需要靠著每天喝排毒飲品就能順利排便。

「腸道煥然一新」計畫

將積存的糞便排出，把腸道通乾淨之後進行斷食法，然後食用可以消除便秘的食物纖維以及橄欖油等的一週階段性計畫。

順利排便是維持健康與清爽體質的秘訣

在本書的序文當中也提到一種發明於八百年前、能夠有效治療肥胖與便秘的「防風通聖散」，這個漢方藥的效果就是具有解毒功能。

如果解毒功能不佳，老舊廢物都積存在體內的話，不是腸道機能不好，就是有大腸腫瘤、癌症等與大腸相關的疾病。如果利用飲食也無法改善其症狀的話，就應該馬上去看專科醫生。診所內設有無痛大腸內視鏡的檢查器材可以確認是否有嚴重的疾病，或是參考我所著作的「大腸癌內視鏡檢查的知識」。

如果能恢復腸道功能並順利排便，腸胃的運作就得以活化，基礎代謝以及新陳代謝功能也能夠提高，慢慢變成易瘦的體質。

對於因為便秘而感到不舒服的人，一定要趕快進行腸道的重整，讓淨化的腸道以及窈窕體態重回你的懷抱。

START

第一天

＊ 直腸檢視

有嚴重便秘的人，需要進行大腸癌內視鏡檢查，可在消化內科進行直腸檢視的診斷。
在家裡自己嘗試的人，可以在空腹的時候服用軟便劑，之後並補充1～2公升的水分。
通常經過5～10次的排便之後腸道就會被清乾淨。

POINT! ┊ 每次排便之後都用礦泉水補充水分

排便結束之後立刻補充比菲德氏菌，這樣可以復甦腸道。

※ 可以使用市售加入比菲德氏菌的食品（如優酪乳）

五個小時後

＊ 果汁斷食法

飲用一杯可以活化比菲德氏菌作用的果汁。

第一天除了斷食果汁之外不要進食，如果肚子餓得很辛苦的
人，可以吃少量的果凍或是蒟蒻等不溶性食物纖維食品。

斷食果汁食譜

食譜1 　將香蕉1/2條、豆奶 100ml、優
　　　　格 100g等放入果汁機中攪拌並
　　　　加上一大匙蜂蜜。

食譜1 　香蕉、芹菜、胡蘿蔔、蘋果各1/2
　個放入果汁機中攪拌，並加入一
　　　　大匙特級處女橄欖油。

※ 如果沒有時間製作果汁的人可以用
　市售、含有食物纖維的果膠飲料或
　是蔬果汁

第二～七天

＊ 腸道重整

每天都要攝取含食物纖維的食材以及奧利多寡糖、礦泉水、橄欖油等。

攝取量的
POINT！

● 食物纖維攝取量　第2～4天15g，第5～6天15～20g，第7天25g以上。
● 奧利多寡糖攝取量　一天各5g。
● 礦泉水攝取量　一天1.5～2公升 （起床後一定要先飲用1杯）。
● 橄欖油攝取量　一天15～30ml （約1～2大匙），以特級處女橄欖油為佳。

第八天以後

＊ 以消除便秘的菜單繼續療程

令人驚訝的 我的體內排毒體驗報告

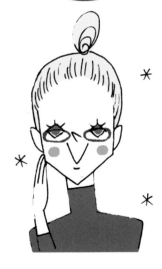

從開始喝排毒飲品的那天開始，就可以感受到身體的變化！！

長嶋幸惠 小姐
28歲
護士
東京都

我以前的便秘情況很嚴重，大概平均每三到四天才會排便一次，雖然那時候試過像是只喝水減肥等等許多的瘦身方法，但是卻沒有效果，後來偶然在雜誌中看到了排毒飲品的做法，於是開始一天喝兩公升的排毒飲品。剛開始喝的第一天，上廁所的次數就增加了，身體變得十分暖和，也很容易排汗，然後我也嘗試在晚餐前先喝地中海式湯類，並積極攝取食物纖維，結果一個月瘦了2公斤，也沒有復胖，因為沒有食量的限制，吃多少都沒有關係，而我現在也可以一天排3次便了。

曾經因為這樣的症狀而困擾
嚴重的時候，每四天才會排便一次，
有嚴重的畏寒症。

我的體內排毒方法！
持續一天喝2公升的排毒飲品，
同時食用地中海式湯類，
並攝取食物纖維。

出現了如此效果
3個月減了5公斤，一天排3次便，
同時也十分容易排汗了。

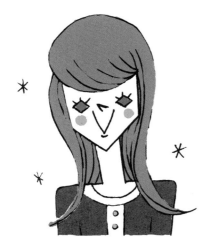

排毒飲品不止為我解除了便秘問題，同時還有驚人的美肌效果！

中川明子 小姐
24歲
打工
北海道

因為我平日的運動不足以及水分補充不夠，平均每四天才會排一次硬便，那時候在雜誌上看到排毒飲品的介紹，我就試著喝看看，喝了排毒飲品的隔天早上就排出了不再是硬梆梆的糞便了。從那時候開始，我每天都會喝一公升以上的排毒飲品，現在的體重比之前瘦了3公斤呢！而且一天排3次便，再怎麼吃都不會胖，同時也變得容易出汗了。還有朋友說我的皮膚變好了，連我原本很在意的毛孔粗大問題也改善了。

曾經因為這樣的症狀而困擾
下腹突出，每天都感到不舒暢，
肌膚問題也十分嚴重。

我的體內排毒方法！
持續每天喝1公升以上的排毒飲品。

出現了如此效果
一天排3次軟便，
肌膚狀態即使不化妝也可以保持好氣色。

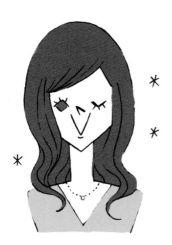

地中海式湯類讓我腰圍減了7公分！小孩也跟我一起享用！

小林彩乃女士
38歲
主婦
埼玉縣

我每天為了育兒以及家事而忙碌著，注意到自己身材的時候已經中年發福了，特別是肚子部分還有大腿更是粗胖，可是一點辦法也沒有。就在那個時候，朋友教我喝地中海式湯類，說真的，那時我還擔心材料中的橄欖油會讓我發胖呢！但是自從我晚餐的時候改喝地中海式湯類之後，早上的排便變得順暢了，一週之後體重還減輕了2公斤，讓我煩惱的粗腿也開始變細，肚子也變小很多，因為加入了大量蔬菜，小孩也很愛喝，現在我們全家都很喜歡這種湯類。

曾經因為這樣的症狀而困擾
感到中年發福，
為肚子周圍以及大腿的脂肪而困擾。

我的體內排毒方法！
飲用含有大量蔬菜的地中海式湯類，
橄欖油不可少。

出現了如此效果
3個月減了6公斤，腰圍減了7公分！

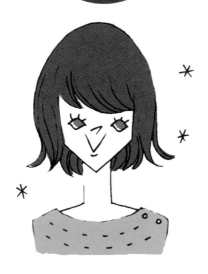

纖維排毒飲品讓我每天排便順暢！下腹也變得平坦！

山田春美 女士
32歲
餐飲業
神奈川縣

我因為有便秘傾向，一直煩惱著突出的小腹。因為一個人住，早餐都只吃麵包，有一次朋友介紹我喝纖維排毒飲品，含有大量的食物纖維，讓我的便秘現象奇蹟似的痊癒了！現在我每天早上都喝加入香蕉的纖維排毒飲品，這樣持續下來，原本三天才會排便一次的我，每一天都能排便了，同時，令我煩惱的突出小腹也變得平坦，一個月減輕了3公斤呢！肌膚也不再有面皰痘痘的問題了。

曾經因為這樣的症狀而困擾

每三天才會排便一次，
有小腹突出的現象。

我的體內排毒方法！

持續每天飲用纖維體內排毒飲品，
喝了之後容易有飽足感，
食量也減少了。

出現了如此效果

飲用的第二天早上排便即變得順暢，
現在每天早上都能正常排便。

令人好奇的 疑問一次解決

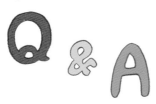

解答者：
日本松生診療院

院長 **松生恒夫**

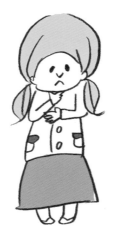

小孩或是孕婦也可以喝排毒飲品嗎？

「基本上，每個人都可以飲用。」

最近許多小孩子，特別是幼兒當中，有越來越多人出現便秘的情況了。由於排毒飲品是無咖啡因的飲料，可以放心給小孩子們飲用，不過還是要依照年齡的大小來酌量加減其飲用量。

另外也有很多孕婦有便秘或是身體浮腫等困擾，飲用排毒飲品對於改善這些困擾十分有效。不過成分當中的薑具有較強的刺激性，所以請依照自己的身體狀況來調節飲品當中薑的含量。

如果因為疾病而被限制水分攝取量的話，則請先請教過醫生之後再飲用。

我沒有辦法不使用瀉劑。 瀉劑可以與排毒飲品一起服用嗎？

「如果與排毒飲品一起服用， 可以慢慢減少瀉劑的使用量。」

為了解除便秘情況，水分的攝取是十分必要的。一天最好可以喝一公升以上的排毒飲品，並且將瀉劑的使用量慢慢減少為宜。

如果您是服用含有大黃根、番瀉葉以及蘆薈等成份的瀉劑，建議您改用以氧化軟便劑為主要成份的瀉劑，如此與排毒飲品一起服用的話，效果可以更好。

加入奧利多寡糖的排毒飲品真的有瘦身的效果嗎？

「奧利多寡糖可以促進有效益菌的活動，具有整腸的功效，所以當然有瘦身效果。」

　　奧利多寡糖有調整腸胃運作的功效，特別是因為患有便秘的人的腸內細菌處於一種不平衡的狀態之下，如果食用奧利多寡糖就可以活化腸道的運作，如此一來基礎代謝功能（※）可以提高，連帶的也可提高瘦身效果。如果無論如何都很在意奧利多寡糖的卡路里量（約2卡/克），把喝進去的奧利多寡糖的卡路里量從其他食物當中減去（即減少攝取其他食材）為佳。

※編輯部備註：所謂的基礎代謝功能是指能維持基本生命需求的熱量消耗，成人一天最少需要1200卡的熱量消耗。

我不喜歡喝豆奶，可以用其他飲料代替嗎？

「可以用低脂牛乳代替。」

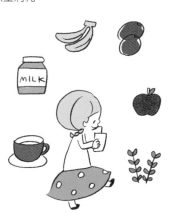

　　雖然豆奶含有豐富的維他命以及礦物質，但還是會有人不喜歡或是不習慣它的味道與口感，這時可用牛乳代替豆奶。但要注意的是，如果牛乳中含有很多的乳脂肪的話，喝下去恐怕會攝取過多的脂肪，因此建議最好用低脂牛乳來替代。

一天當中攝取多少量的油類為宜呢？

「一天的理想攝取量為40～50克。但是要注意那些看不見的脂肪！」

　　成人一天攝取的理想脂肪含量為總攝取卡路里的20～25%。以一個成人一天需要1200卡的熱量消耗來說，一天可攝取的脂肪含量約為50克。並且因為油類中所含的成分有所不同，因此仔細挑選攝取的油類以維持飲食均衡是十分重要的。其理想的攝取比例為：飽和性脂肪酸（即動物性脂肪）、單不飽和脂肪酸（油酸、甘油三油酸酯）以及多不飽和脂肪酸（亞油酸）三種攝取的比例以3：4：3為佳。

　　需要注意的是隱藏在穀類、肉類、豆類、乳製品以及加工品當中「看不見的脂肪」。這些種類的食材容易讓人不小心攝取到過多的脂肪，所以盡量注意每天的飲食均衡及比例。此外，橄欖油的攝取量則是一天20～30克為宜。

橄欖油有很多種類，當中有什麼差異性呢？

「橄欖油的種類是以其酸度與口感來分等級的。」

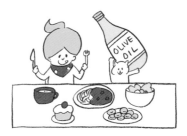

全世界中生產的橄欖油當中，最高級的特級處女橄欖油（Extra Virgin Oil）只佔了10％。這種特級處女橄欖油完全不經過熱處理，是酸度最低（1％以下）的橄欖油，這種最高級的橄欖油無論在香味以及風味上都獲得了完美的評價，可以在製作沙拉時直接加入，或是用麵包沾食，以品嚐橄欖油那原始的美味。

接下來就是處女橄欖油（Virgin Oil）。酸度在2％以下，這種橄欖油在香味和風味上也都沒有缺點；

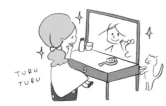

第三種則是用精煉油與處女橄欖油混合之後的橄欖油，酸度在1.5％以下，也就是一般的橄欖油，這種橄欖油可以用在一般煮炒的料理上。

地中海地區的人們將不同等級的橄欖油分開使用在一般料理跟生食沙拉上，因此橄欖油在不同的料理中可以呈現不同的風味與特色。

現在就想要趕快讓肌膚變美麗，應該怎麼做呢？

「盡量食用天然的食材、草本植物以及維他命。」

地中海式食譜上的食材中都富含了許多維他命，特別是在美肌上不可或缺的維他命C。但是維他命C經過直接加熱之後就會被破壞，但是像橄欖油之類的植物性用油則可以預防維他命C被破壞。

與植物性用油一起調理的話，能將維他命C的破壞降到最低，並且可以讓體內的吸收效率獲得驚人的提升，因此富含維他命C的食材如青椒類、菠菜及花椰菜等蔬菜，最適合與植物性用油一起調理。

另外，具有體內排毒效果的草本植物當中，如野玫瑰果以及木瑾都含有大量的維他命C，可以預防肌膚乾燥脫皮、面皰痘痘等現象，並且可以預防導致細紋黑斑等黑色素的生成。如此一來，只要稍微改變一下日常的飲食習慣，自然就可以擁有美麗光彩的肌膚。

我很在意臉部與腳部的浮腫現象，該怎麼辦？

「利用淋巴按摩是消除身體浮腫的關鍵步驟。」

身體浮腫是指身體的多餘水分一直停滯在體內的現象。原本，從細胞或是血管中排出的水分會被淋巴管所回收，但是如果淋巴管沒有進行回收水分的運作，它們就會一直被滯留在體內。利用淋巴按摩可以活化淋巴的流動運作，這樣就可以使淋巴將水分回收。

以草本茶或是入浴的方式，更能夠促進被回收的水分，以汗水或尿液的形式排出體外。

有對瘦身特別有效果的排毒飲品飲用方法嗎？

「在餐前或是吃飯時飲用排毒飲品，效果更佳。」

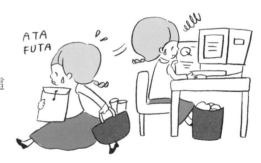

如果你是為了瘦身而飲用排毒飲品，建議不妨在餐前飲用，這樣可以使得胃部因為喝下去的水而膨脹，因此可以降低食慾。

另外可以在進行半身浴的時候飲用排毒飲品，以增加發汗量，提高瘦身效果。

在睡覺前飲用，可促使腸胃蠕動的胃腸動素這種荷爾蒙分泌，有利於隔天早上的排便。

因為工作太忙，三餐都是在外面解決，這樣的飲食習慣我應該注意些什麼嗎？

「時時提醒自己飲食要均衡並開始將排毒融入生活當中。」

常常吃外食的人要多選擇食用含有食物纖維的料理，譬如說同為麵類的蕎麥、糙米、稞麥麵包就比烏龍麵、白米飯及一般麵包的食物纖維來得多。如果要吃飯後點心，也盡量選用蘋果或香蕉等天然水果。另外，若能養成每天飲用一公升左右的礦泉水之習慣，同樣能促進排便順暢。

大都會文化圖書目錄

●度小月系列

路邊攤賺大錢【搶錢篇】	280元	路邊攤賺大錢2【奇蹟篇】	280元
路邊攤賺大錢3【致富篇】	280元	路邊攤賺大錢4【飾品配件篇】	280元
路邊攤賺大錢5【清涼美食篇】	280元	路邊攤賺大錢6【異國美食篇】	280元
路邊攤賺大錢7【元氣早餐篇】	280元	路邊攤賺大錢8【養生進補篇】	280元
路邊攤賺大錢9【加盟篇】	280元	路邊攤賺大錢10【中部搶錢篇】	280元
路邊攤賺大錢11【賺翻篇】	280元	路邊攤賺大錢12【大排長龍篇】	280元

●DIY系列

路邊攤美食DIY	220元	嚴選台灣小吃DIY	220元
路邊攤超人氣小吃DIY	220元	路邊攤紅不讓美食DIY	220元
路邊攤流行冰品DIY	220元		

●流行瘋系列

書名	價格	書名	價格
跟著偶像FUN韓假	260元	女人百分百—男人心中的最愛	180元
哈利波特魔法學院	160元	韓式愛美大作戰	240元
下一個偶像就是你	180元	芙蓉美人泡澡術	220元
Men力四射—型男教戰手冊	250元	男體使用手冊—35歲+♂保健之道	250元

●生活大師系列

遠離過敏—打造健康的居家環境	280元	這樣泡澡最健康—紓壓・排毒・瘦身三部曲	220元
兩岸用語快譯通	220元	台灣珍奇廟—發財開運祈福路	280元
魅力野溪溫泉大發見	260元	寵愛你的肌膚—從手工香皂開始	260元
舞動燭光—手工蠟燭的綺麗世界	280元	空間也需要好味道—打造天然相氣的68個妙招	260元
雞尾酒的微醺世界—調出你的私房Lounge Bar風情	250元	野外泡湯趣—魅力野溪溫泉大發見	260元
肌膚也需要放輕鬆—徜徉天然風的43項舒壓體驗	260元	辦公室也能做瑜珈—上班族的紓壓活力操	200元
別再說妳不懂車—男人不教的Know How	249元	一國兩字—兩岸用語快譯通	200元

●寵物當家系列

書名	價格	書名	價格
Smart養狗寶典	380元	Smart養貓寶典	380元
貓咪玩具魔法DIY—讓牠快樂起舞的55種方法	220元	愛犬造型魔法書—讓你的寶貝漂亮一下	260元

漂亮寶貝在你家—寵物流行精品DIY	220元	我的陽光‧我的寶貝—寵物真情物語	220元
我家有隻麝香豬—養豬完全攻略	220元	SMART養狗寶典（平裝版）	250元
生肖星座招財狗	200元	SMART養貓寶典（平裝版）	250元
SMART養兔寶典	280元	熱帶魚寶典	350元

●人物誌系列

現代灰姑娘	199元	黛安娜傳	360元
船上的365天	360元	優雅與狂野—威廉王子	260元
走出城堡的王子	160元	殞逝的英格蘭玫瑰	260元
貝克漢與維多利亞—新皇族的真實人生	280元	幸運的孩子—布希王朝的真實故事	250元
瑪丹娜—流行天后的真實畫像	280元	紅塵歲月—三毛的生命戀歌	250元
風華再現—金庸傳	260元	俠骨柔情—古龍的今生今世	250元
她從海上來—張愛玲情愛傳奇	250元	從間諜到總統—普丁傳奇	250元
脫下斗篷的哈利—丹尼爾‧雷德克里夫	220元	蛻變—章子怡的成長紀實	260元
強尼戴普—可以狂放叛逆，也可以柔情感性	280元	棋聖 吳清源	280元

●心靈特區系列

每一片刻都是重生	220元	給大腦洗個澡	220元
成功方與圓—改變一生的處世智慧	220元	轉個彎路更寬	199元
課本上學不到的33條人生經驗	149元	絕對管用的38條職場致勝法則	149元
從窮人進化到富人的29條處事智慧	149元	成長三部曲	299元
心態—成功的人就是和你不一樣	180元	當成功遇見你— 迎向陽光的信心與勇氣	180元
改變，做對的事	180元	智慧沙	199元
課堂上學不到的100條人生經驗	199元	不可不防的13種人	199元
不可不知的職場叢林法則	199元	打開心裡的門窗	200元
不可不慎的面子問題	199元	交心—別讓誤會成為拓展人脈的絆腳石	199元
方圓道	199元	12天改變一生	199元
氣度決定寬度	220元		

●SUCCESS系列

七大狂銷戰略	220元	打造一整年的好業績—店面經營的72堂課	200元
超級記憶術—改變一生的學習方式	199元	管理的鋼盔—商戰存活與突圍的25個必勝錦囊	200元
搞什麼行銷—152個商戰關鍵報告	220元	精明人聰明人明白人—態度決定你的成敗	200元
人脈=錢脈—改變一生的人際關係經營術	180元	週一清晨的領導課	160元
搶救貧窮大作戰の48條絕對法則	220元	搜驚‧搜精‧搜金 —從Google的致富傳奇中，你學到了什麼？	199元
絕對中國製造的58個管理智慧	200元	客人在哪裡？—決定你業績倍增的關鍵細節	200元
殺出紅海—漂亮勝出的104個商戰奇謀	220元	商戰奇謀36計—現代企業生存寶典I	180元

商戰奇謀36計—現代企業生存寶典II	180元	商戰奇謀36計—現代企業生存寶典III	180元
幸福家庭的理財計畫	250元	巨賈定律— 商戰奇謀36計	498元
有錢真好！輕鬆理財的10種態度	200元	創意決定優勢	180元
我在華爾街的日子	220元	贏在關係—勇闖職場的人際關係經營術	180元
買單！一次就搞定的談判技巧	199元	你在說什麼？—39歲前一定要學會的66種溝通技巧	220元
與失敗有約—13張讓你遠離成功的入場券	220元	職場AQ—激化你的工作DNA	220元
智取—商場上一定要知道的55件事	220元		

●都會健康館系列

秋養生—二十四節氣養生經	220元	春養生—二十四節氣養生經	220元
夏養生—二十四節氣養生經	220元	冬養生—二十四節氣養生經	220元
春夏秋冬養生套書	699元	寒天—０卡路里的健康瘦身新主張	200元
地中海纖體美人湯飲	220元	居家急救百科	399元
病由心生—365天的健康生活方式	220元	輕盈食尚—健康腸道的排毒食方	220元

●CHOICE系列

入侵鹿耳門	280元	蒲公英與我—聽我說說書	220元
入侵鹿耳門（新版）	199元	舊時月色（上輯＋下輯）	各180元
清塘荷韻	280元	飲食男女	200元

●FORTH系列

印度流浪記—滌盡塵俗的心之旅	220元	胡同面孔—古都北京的人文旅行地圖	280元
尋訪失落的香格里拉	240元	今天不飛—空姐的私旅圖	220元
紐西蘭奇異國	200元	從古都到香格里拉	399元
馬力歐帶你瘋台灣	250元	瑪杜莎艷遇鮮境	180元

●大旗藏史館

大清皇權遊戲	250元	大清后妃傳奇	250元
大清官宦沉浮	250元	大清才子命運	250元
開國大帝	220元	圖說歷史故事—先秦	250元
圖說歷史故事—秦漢魏晉南北朝	250元	圖說歷史故事—隋唐五代兩宋	250元
圖說歷史故事—元明清	250元	中華歷代戰神	220元
圖說歷史故事全集	880元	人類簡史—我們這三百萬年	280元

●大都會運動館

野外求生寶典—活命的必要裝備與技能	260元	攀岩寶典—安全攀登的入門技巧與實用裝備	260元
風浪板寶典—駕馭的駕馭的入門指南與技術提升	260元	登山車寶典—鐵馬騎士的駕馭技術與實用裝備	260元
馬術寶典—騎乘要訣與馬匹照護	350元		

● 大都會休閒館

賭城大贏家—逢賭必勝祕訣大揭露	240元	旅遊達人—行遍天下的109個Do & Don't	250元
萬國旗之旅—輕鬆成為世界通	240元		

● 大都會手作館

樂活，從手作香皂開始	220元	Home Spa & Bath—玩美女人肌膚的水嫩體驗	250元

● BEST系列

人脈=錢脈—		超級記憶術—改變一生的學習方式	220元

● FOCUS系列

中國誠信報告	250元	中國誠信的背後	250元
誠信—中國誠信報告	250元		

● 禮物書系列

印象花園 梵谷	160元	印象花園 莫內	160元
印象花園 高更	160元	印象花園 竇加	160元
印象花園 雷諾瓦	160元	印象花園 大衛	160元
印象花園 畢卡索	160元	印象花園 達文西	160元
印象花園 米開朗基羅	160元	印象花園 拉斐爾	160元
印象花園 林布蘭特	160元	印象花園 米勒	160元
絮語說相思 情有獨鍾	200元		

● 親子教養系列

孩童完全自救寶盒（五書+五卡+四卷錄影帶）	3,490元（特價2,490元）	天才少年的5種能力	280元
孩童完全自救手冊—這時候你該怎麼辦（合訂本）	299元		
我家小孩愛看書—Happy學習easy go！	200元		
哇塞！你身上有蟲！— 學校忘了買、老師不敢教，史上最髒的科學書			250元

◎ 關於買書：

1、大都會文化的圖書在全國各書店及誠品、金石堂、何嘉仁、搜主義、敦煌、紀伊國屋、諾貝爾等連鎖書店均有販售，如欲購買本公司出版品，建議你直接洽詢書店服務人員以節省您寶貴時間，如果書店已售完，請撥本公司各區經銷商服務專線洽詢。

  北部地區：(02)29007288　桃竹苗地區：(03)2128000　中彰投地區：(04)27081282　雲嘉地區：(05)2354380
  臺南地區：(06)2642655　高雄地區：(07)3730079

2、到以下各網路書店購買：

  大都會文化網站（http://www.metrobook.com.tw）　博客來網路書店（http://www.books.com.tw）
  金石堂網路書店（http://www.kingstone.com.tw）

3、到郵局劃撥：

  戶名：大都會文化事業有限公司　帳號：14050529

4、親赴大都會文化買書可享8折優惠。

輕盈食尚─健康腸道的排毒食方

監　修：松生恒夫
譯　者：李琦瑋 / 明君

發 行 人：林敬彬
主　　編：楊安瑜
編　　輯：杜韻如 / 蔡穎如

內文排版：洸譜創意設計股份有限公司
封面設計：瑞比特創意設計 楊意雯

出　　版：大都會文化　行政院新聞局北市業字第89號
發　　行：大都會文化事業有限公司
　　　　　110台北市信義區基隆路一段432號4樓之9
　　　　　讀者服務專線：（02）27235216
　　　　　讀者服務傳真：（02）27235220
　　　　　電子郵件信箱：metro@ms21.hinet.net
　　　　　大都會網　址：www.metrobook.com.tw

郵政劃撥：14050529 大都會文化事業有限公司
出版日期：2008年1月二版一刷
定　　價：220元

I S B N：978-986-6846-20-5
書　　號：Health+10

Metropolitan Culture Enterprise Co., Ltd.
4F-9, Double Hero Bldg., 432, Keelung Rd., Sec. 1, Taipei 110, Taiwan
Tel:+886-2-2723-5216　Fax:+886-2-2723-5220
E-mail:metro@ms21.hinet.net
Web-site:www.metrobook.com.tw

DOKUDASHI JUICE&SOUP DIET by TSUNEO MATSUIKE/STUDIO DUNK, INC.
©2005 by TSUNEO MATSUIKE/ STUDIO DUNK, INC.
All rights reserved.

Original Japanese edition published by FUTABASHA PUBLISHERS CO., LTD.
Chinese translation rights arranged with FUTABASHA PUBLISHERS CO., LTD.
Through China National Publications Import & Export (Group) Corporation.
Chinese translation copyright © 2006 by Metropolitan Culture Enterprise Co., Ltd.

※權所有・翻印必究
※本書如有缺頁、破損、裝訂錯誤，請寄回本公司更換

Printed in Taiwan.　All rights reserved.

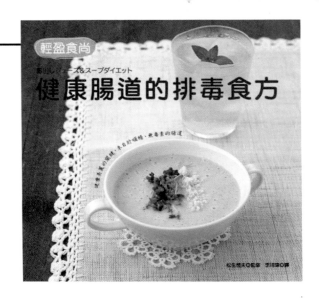

國家圖書館出版品預行編目資料

輕盈食尚─健康腸道的排毒食方 / 松生恒夫 監修；
李琦瑋 譯. --
　初版. -- 臺北市：大都會文化, 2008.01
　面；　公分. --（Health+；10）
ISBN　978-986-6846-20-5（平裝）
1.飲食 2.健康法 3.食療
411.1　　　　　　　　　　96019816

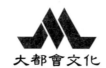

大都會文化

輕盈食尚—
健康腸道的排毒食方

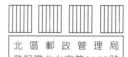

北 區 郵 政 管 理 局
登記證北台字第9125號
免 貼 郵 票

大都會文化事業有限公司
讀者服務部收
110台北市基隆路一段432號4樓之9

寄回這張服務卡(免貼郵票)
您可以：
◎不定期收到最新出版訊息
◎參加各項回饋優惠活動

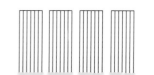

大都會文化 讀者服務卡

書號：Health+10　書名：輕盈食尚─健康腸道的排毒食方

A. 您在何時購得本書：_____年_____月_____日

B. 您在何處購得本書：_____書店，位於_____(市、縣)

C. 您購買本書的動機：（可複選）1.□對主題或內容感興趣 2.□工作需要 3.□生活需要 4.□自我進修 5.□內容為流行熱門話題

　　6.□其他_____

D. 您最喜歡本書的：（可複選）1.□內容題材 2.□字體大小 3.□翻譯文筆 4.□封面 5.□編排方式 6.□其他_____

E. 您認為本書的封面：1.□非常出色 2.□普通 3.□毫不起眼 4.□其他_____

F. 您認為本書的編排：1.□非常出色 2.□普通 3.□毫不起眼 4.□其他_____

G. 您希望我們出版哪類書籍：（可複選）1.□旅遊 2.□流行文化 3.□生活休閒 4.□美容保養 5.□散文小品 6.□科學新知

　　7.□藝術音樂 8.□致富理財　　　　　　　　　　　　□電影小說

　　14.□語言學習（___ 語）_____　　　_____

H. 您對本書(系)的建議：_____　_____

_____　　　　　　　　　　　　_____

I. 您對本出版社的建議：_____　　_____

讀者小檔案

姓名：_____　　　　　　　　　　_日

年齡：□20歲以下 □21～30歲 □31～40歲 □41～50歲 □51歲以上

職業：1.□學生 2.□軍公教 3.□大眾傳播 4.□服務業 5.□金融業 6.□製造業 7.□資訊業 8.□自由業 9.□家管 10.□退休

　　11.□其他 _____　_____

學歷：□ 國小或以下 □ 國中 □ 高中／高職 □ 大學／大專 □ 研究所以上

通訊地址：_____

電話：（H）_____（O）_____　傳真：_____

行動電話：_____ E-Mail：_____

謝謝您選擇了本書！期待您的支持與建議，讓我們能有更多的聯繫與互動的機會。

也歡迎您加入我們的會員，請上大都會網站www.metrobook.com.tw 登錄您的資料，您將不定期收到最新圖書優惠資訊和電子報。

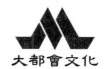

大都會文化

輕盈食尚─
健康腸道的排毒食方

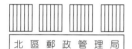

北 區 郵 政 管 理 局
登記證北台字第9125號
免 貼 郵 票

大都會文化事業有限公司
讀者服務部收
110台北市基隆路一段432號4樓之9

寄回這張服務卡(免貼郵票)
您可以：
◎不定期收到最新出版訊息
◎參加各項回饋優惠活動

大都會文化 讀者服務卡

書號：Health+10　書名：輕盈食尚─健康腸道的排毒食方

A. 您在何時購得本書：＿＿＿＿年＿＿＿＿月＿＿＿＿日

B. 您在何處購得本書：＿＿＿＿＿＿＿＿＿＿書店，位於＿＿＿＿＿＿＿＿＿(市、縣)

C. 您購買本書的動機：（可複選）1.□對主題或內容感興趣 2.□工作需要 3.□生活需要 4.□自我進修 5.□內容為流行熱門話題

　6.□其他＿＿＿＿＿＿＿＿＿＿＿＿＿＿＿＿＿＿＿＿＿

D. 您最喜歡本書的：（可複選）1.□內容題材 2.□字體大小 3.□翻譯文筆 4.□封面 5.□編排方式 6.□其他＿＿＿＿＿＿＿＿＿

E. 您認為本書的封面：1.□非常出色 2.□普通 3.□毫不起眼 4.□其他＿＿＿＿＿＿＿＿＿＿

F. 您認為本書的編排：1.□非常出色 2.□普通 3.□毫不起眼 4.□其他＿＿＿＿＿＿＿＿＿＿

G. 您希望我們出版哪類書籍：（可複選）1.□旅遊 2.□流行文化 3.□生活休閒 4.□美容保養 5.□散文小品 6.□科學新知

　7.□藝術音樂 8.□致富理財 9.□工商企管 10.□科幻推理 11.□史哲類 12.□勵志傳記 13.□電影小說

　14.□語言學習（＿＿ 語）15.□幽默諧趣 16.□其他＿＿＿＿＿＿＿＿＿＿＿＿＿＿＿＿＿＿＿＿＿

H. 您對本書(系)的建議：＿＿＿

I. 您對本出版社的建議：＿＿＿＿＿＿＿＿＿＿＿＿＿＿＿＿＿＿＿＿＿＿＿＿＿＿＿＿＿＿＿＿＿＿＿＿＿

讀者小檔案

姓名：＿＿＿＿＿＿＿＿＿＿＿＿　　　性別：□男 □女　　生日：＿＿＿＿年＿＿＿＿月＿＿＿＿日

年齡：□20歲以下 □21～30歲 □31～40歲 □41～50歲 □51歲以上

職業：1.□學生 2.□軍公教 3.□大眾傳播 4.□ 服務業 5.□金融業 6.□製造業 7.□資訊業 8.□自由業 9.□家管 10.□退休

　　　11.□其他＿＿＿＿＿＿＿＿＿＿＿＿＿＿＿＿＿＿＿＿＿＿＿　＿＿＿＿＿＿＿＿＿＿＿＿＿＿＿

學歷：□ 國小或以下 □ 國中 □ 高中／高職 □ 大學／大專 □ 研究所以上

通訊地址：＿＿

電話：（H）＿＿＿＿＿＿＿＿＿＿＿＿＿（O）＿＿＿＿＿＿＿＿＿＿＿＿＿　傳真：＿＿＿＿＿＿＿＿＿＿＿＿＿＿＿＿

行動電話：＿＿＿＿＿＿＿＿＿＿＿＿＿　E-Mail：＿＿＿＿＿＿＿＿＿＿＿＿＿＿＿＿＿＿＿

謝謝您選擇了本書！期待您的支持與建議，讓我們能有更多的聯繫與互動的機會。
也歡迎您加入我們的會員，請上大都會網站www.metrobook.com.tw 登錄您的資料，您將不定期收到最新圖書優惠資訊和電子報。